• 어른을 위한 취미 교실 • 시니어 퀴즈북

뇌가 젊어지는
어휘력 퀴즈

HRS 학습센터 지음

GBB

나이 들수록 어휘력 훈련이 필요한 이유

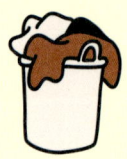

뇌를 젊게 하려면 뇌세포를 계속 자극해야 합니다. 하지만 매일 반복되는 집안일, 가족 간의 일상적인 대화, 결말이 뻔한 내용의 드라마로는 큰 자극이 되지 않아요. 많은 연구논문에서도 밝히고 있듯, 뇌 건강을 위해서는 적극적인 관계 맺기, 30분 이상의 유산소 운동, 읽고 쓰기, 손 운동 등이 중요합니다.

그런 의미에서 가로세로 낱말퀴즈는 언제 어디서나 쉽게 할 수 있으면서 뇌를 건강하게 만드는 좋은 방법 중 하나입니다. 문제를 풀어가면서 잊었던 단어를 떠올리고, 몰랐던 어휘를 익히게 될 뿐 아니라, 글씨를 쓰면서 손을 움직이기 때문입니다.

나이가 들어가면서 우리가 사용하는 어휘의 수는 점점 줄어들고, 늘 쓰던 단어만 반복해 사용하게 됩니다. 그러면 뇌는 자극을 받지 못해 점점 늙어갈 수밖에 없습니다. 그렇다고 스트레스를 받으면서 재미없고 어려운 낱말퀴즈를 푸는 것도 괴로운 일이에요.

《뇌가 젊어지는 어휘력 퀴즈》는 다른 낱말퀴즈 책들과는 달리, 시니어의 눈높이에 맞춘 단어들로 선별했으며 잊고 있던 어휘들을 연상해 기억할 수 있도록 구성했습니다. 추억이 듬뿍 담긴 낱말퀴즈로 뇌 건강과 어휘력을 모두 키울 수 있기를 바랍니다.

HRS 학습센터

《뇌가 젊어지는 어휘력 퀴즈》만의 특징

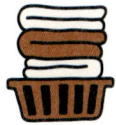

- ☑ **7080년대**를 떠올릴 수 있는 **추억의 단어들로 낱말풀이**를 하면서 옛 기억을 떠올릴 수 있도록 했습니다.

- ☑ 국어사전식 낱말풀이가 아니라 당시의 **시대와 문화가 연결된 풀이**를 붙여 교양을 쌓을 수 있게 했습니다.

- ☑ 현대를 살아가는 사람이라면 누구나 알고 있어야 하는 **새로운 어휘들**도 포함했습니다.

- ☑ 문제를 풀기 전에 **기억력과 사고력을 키울 수 있는 질문**을 하나씩 던짐으로써 지루하지 않게 구성했습니다. 오른쪽 페이지에는 질문에 대한 답을 자유롭게 써볼 수 있는 칸을 마련했습니다.

- ☑ 딱딱한 학습서가 아니라 재미있게 즐길 수 있는 책이 되도록 디자인했습니다.

- ☑ 앞쪽은 쉽게, 뒤로 갈수록 **문제 수와 난이도가 높아지도록 배치**했습니다.

- ☑ 시니어들이 편하게 활용할 수 있도록 **시원하게 여백**을 두었고, **글자 크기도 크게** 했습니다.

차 례

나이 들수록 어휘력 훈련이 필요한 이유   2
《뇌가 젊어지는 어휘력 퀴즈》만의 특징   3

5 × 5 가로세로 5칸 퀴즈

01 기억에 남는 졸업선물이 있나요?   10
02 겨울에 김장하던 때를 추억해보세요   12
03 존경하는 역사 인물은 누구인가요?   14
04 경주에 가본 적이 있나요?   16
05 오늘 듣고 싶은 노래가 있나요?   18
06 무슨 생선을 좋아하나요?   20
07 1970년대에 기억나는 것이 있나요?   22
08 여행 가고 싶은 곳은 어디인가요?   24
09 좋아하는 역사책이 있나요?   26
10 당신의 애창곡은 무엇인가요?   28

6 × 6 가로세로 6칸 퀴즈

11 어젯밤에 무슨 꿈을 꾸었나요?   30
12 겨울철에 즐기는 놀이가 있나요?   32
13 죽기 전에 꼭 여행 가고 싶은 나라가 있나요?   34
14 서울에서 마음에 드는 곳은 어디인가요?   36
15 등산 가고 싶은 산이 있나요?   38

16 즐겨먹는 간식은 무엇인가요?	40
17 초등학생 때 제일 기뻤던 일은 무엇인가요?	42
18 기차와 관련된 추억이 있나요?	44
19 여름에 가고 싶은 섬이 있나요?	46
20 좋아하는 동화책은 무엇인가요?	48
• 뇌가 젊어지는 인지력 퀴즈 •	50

7 × 7 가로세로 7칸 퀴즈

21 가고 싶은 세계의 도시가 있나요?	52
22 자주 보는 예능 프로그램이 있나요?	54
23 좋아하는 외국 작가는 누구인가요?	56
24 자주 이용하는 지하철이 있나요?	58
25 제일 잘 만드는 음식은 무엇인가요?	60
26 나만의 베스트 드라마를 꼽아보세요	62
27 '제주도' 하면 떠오르는 게 있나요?	64
28 우리집 가훈은 무엇인가요?	66
29 좋아하는 면 요리는 무엇인가요?	68
30 집이랑 가장 가까운 공항은 어디인가요?	70

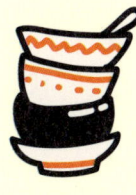

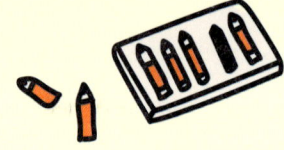

31 부엌에서 가장 오래된 물건을 찾아보세요 · · · · · · 72
32 가장 좋아하는 시인은 누구인가요? · · · · · · 74
33 즐겨 쓰는 우리말이 있나요? · · · · · · 76
34 좋아하는 꽃 세 가지를 꼽아보세요 · · · · · · 78
35 가입해서 활동하는 SNS가 있나요? · · · · · · 80
36 즐겨보는 운동경기는 무엇인가요? · · · · · · 82
37 자신만의 감기예방 비법은 무엇인가요? · · · · · · 84
38 조선시대 27명의 왕 이름을 외워보세요 · · · · · · 86
39 금혼식 때 하고 싶은 것이 있나요? · · · · · · 88
40 마음에 드는 사자성어가 있나요? · · · · · · 90

• 뇌가 젊어지는 인지력 퀴즈 • · · · · · · 92

41 가장 좋아하는 색깔은 무엇인가요? · · · · · · 94
42 내 얼굴에서 마음에 드는 곳은 어디인가요? · · · · · · 96
43 혹시 '짤순이'를 기억하나요? · · · · · · 98
44 놀이공원의 추억을 떠올려보세요 · · · · · · 100
45 어린 시절 좋아했던 과목은 무엇인가요? · · · · · · 102
46 아침에 먹는 영양제가 있나요? · · · · · · 104
47 알고 있는 꽃말이 있나요? · · · · · · 106

48	가장 최근에 읽은 소설은 무엇인가요?	108
49	학창 시절 때 기억나는 여행이 있나요?	110
50	주변에 있는 일회용품을 찾아보세요	112
51	여름철 과일 중에 좋아하는 것은 무엇인가요?	114
52	건강을 위해 지키고 있는 습관이 있나요?	116
53	최근에 본 영화 중 기억에 남는 것이 있나요?	118
54	재미있게 본 역사 드라마는 무엇인가요?	120
55	간직하고 있는 추억의 물건이 있나요?	122
56	노후에 어디에서 살고 싶은가요?	124
57	당신의 본관은 어디인가요?	126
58	키우고 있는 식물이 있나요?	128
59	오늘 하루 나에게 무언가를 선물해보세요	130
60	가족과 함께 떠나고 싶은 여행지는 어디인가요?	132
	• 뇌가 젊어지는 인지력 퀴즈 •	134

뇌가 젊어지는 어휘력 퀴즈 정답　　　　　　　136
뇌가 젊어지는 인지력 퀴즈 정답　　　　　　　151

× × ×

내 언어의 한계는
내 세계의 한계이다.

- 루트비히 비트겐슈타인 철학자

뇌가 젊어지는
어휘력 퀴즈

시작해볼까요?

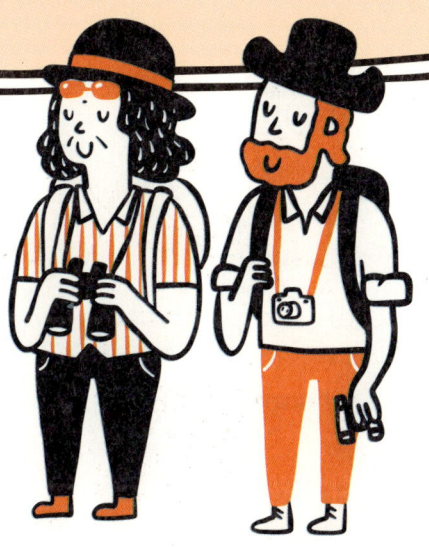

01 기억에 남는 졸업선물이 있나요?

가로열쇠

2. 강이나 바닷가에 흰 모래가 깔려 있는 곳.

3. 졸업이나 입학선물로 사전과 함께 인기 있었던, 사진을 붙여둘 수 있는 물건.

5. 땅속으로 달리는 교통수단. 서울에는 9호선까지 있다.

세로열쇠

1. 음식을 소화시키는 대표적인 우리 몸속 장기. 식도와 이어진다.

2. 김구 선생이 쓴 일기. 전 국민의 필독서.

4. 오목함과 볼록함.

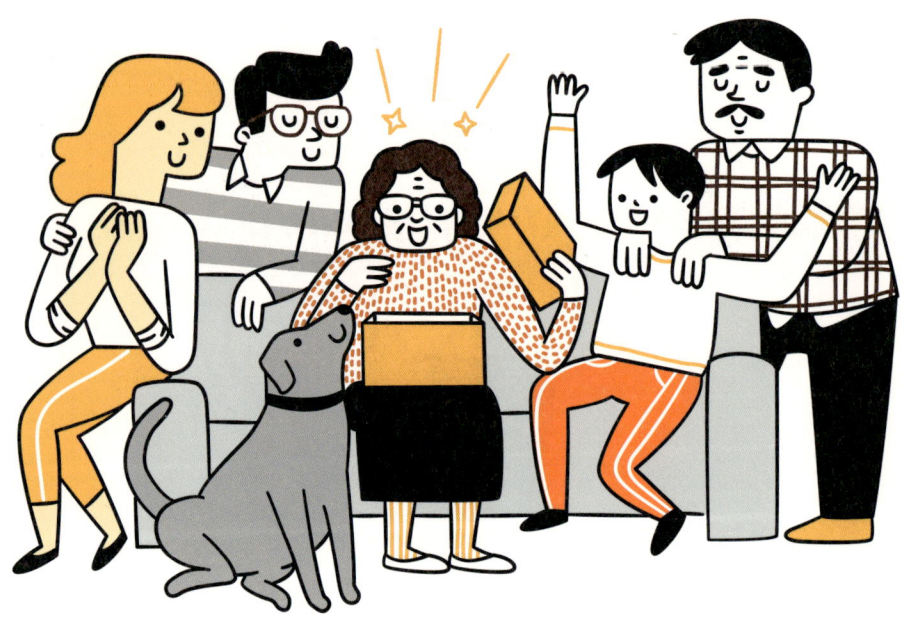

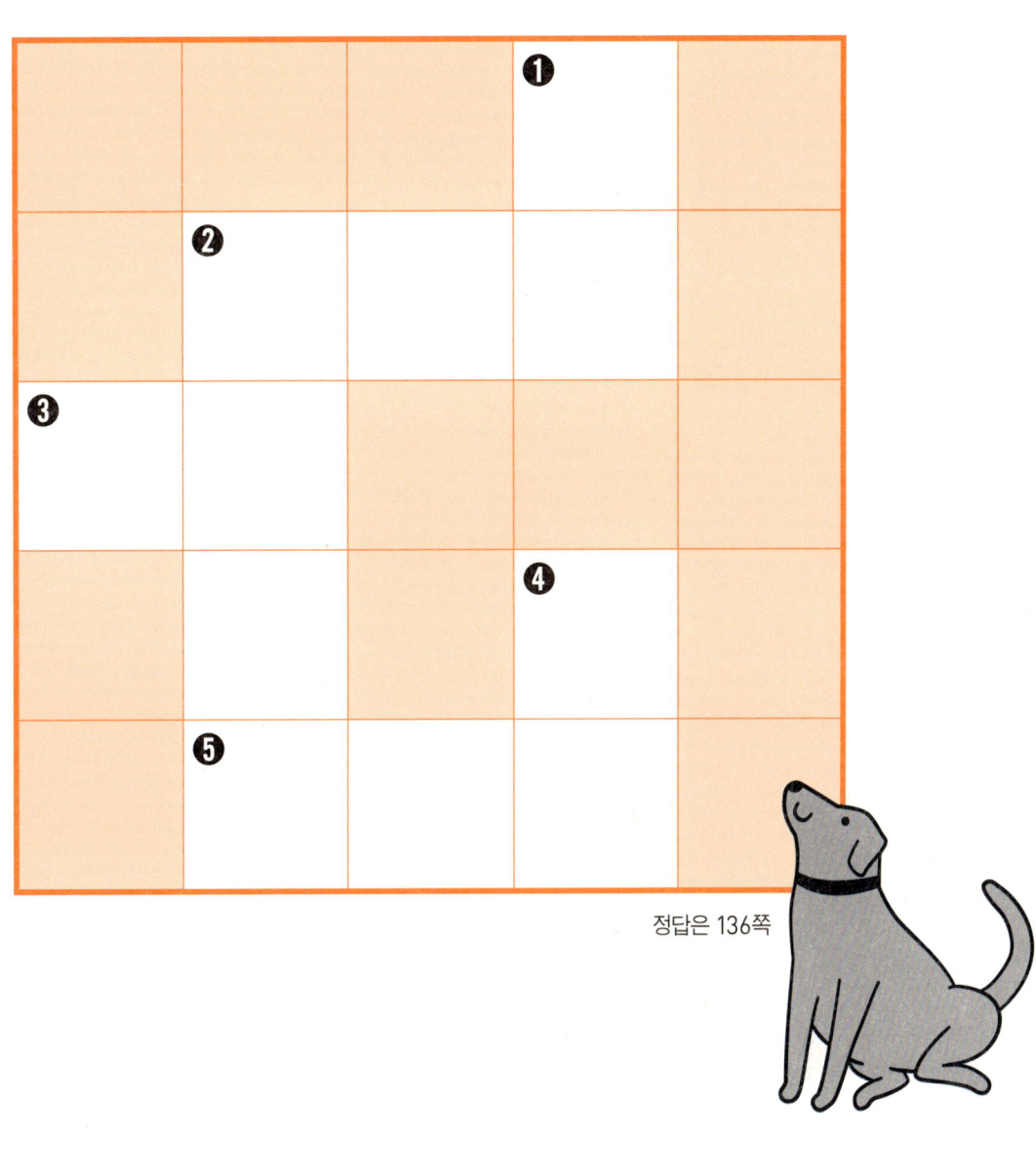

정답은 136쪽

02 겨울에 김장하던 때를 추억해보세요

가로열쇠

2. 성인 남자를 흔히 부르는 말. 미혼 남성들은 이렇게 불리는 걸 싫어한다.

4. 단장의 ○○○ 고개.

5. 수영을 할 수 있도록 마련해 놓은 곳.

세로열쇠

1. 간장, 된장, 고추장 등을 담아 장독대에 두던 질그릇.

3. 곡식이나 채소의 씨.

4. 방정식에서 구하려고 하는 수.
   예측할 수 없는 일을 뜻하기도 한다.

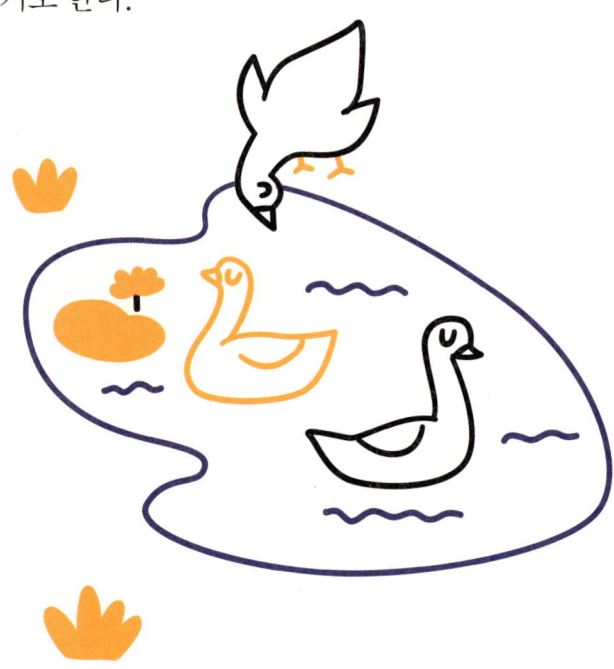

정답은 136쪽

03 존경하는 역사 인물은 누구인가요?

가로열쇠

2. 우리나라에서 가장 존경받는 역사 인물.
   거북선을 만들었고 임진왜란 중 노량해전에서 전사했다.
3. 머리숱이 적은 사람이 멋을 내기 위해 머리 위에 쓰는 덧머리.
4. 우리나라의 대표적인 나무. 겨울에도 푸르러 지조와 절개를 의미한다.

세로열쇠

1. 예순 살을 비유하는 말로 귀가 순해진다는 뜻.
2. 주로 남자들이 머리를 깎던 곳. 문 앞에 삼색으로 된 등이 걸려 있다.
5. 꽃이 있는 곳이면 모여드는 곤충. 색깔이 알록달록 예쁘다.

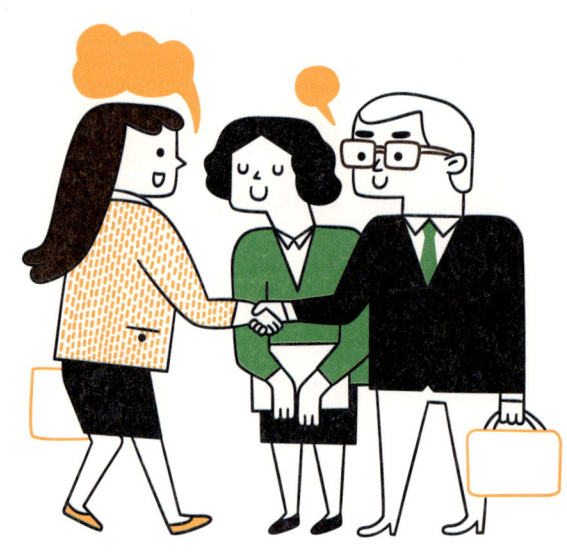

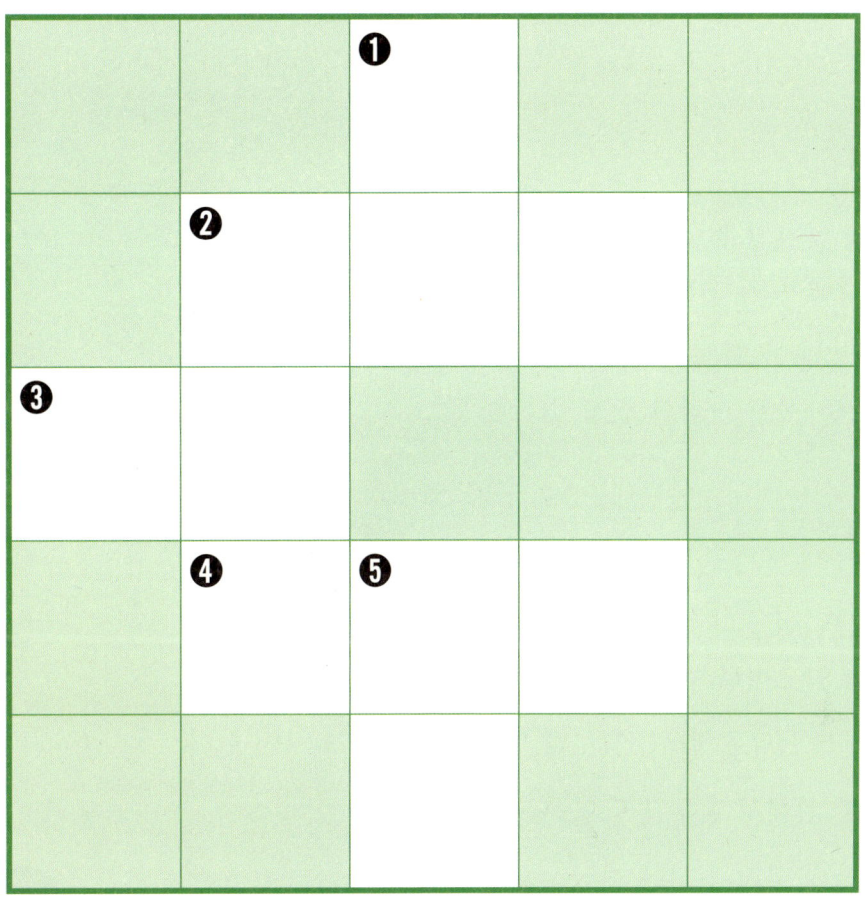

정답은 136쪽

04 경주에 가본 적이 있나요?

가로열쇠

4. 나무에 남자의 얼굴을 새겨서 마을 입구에 세워둔 장승.
   여자 장승은 지하여장군이다.

6. '세 칸밖에 안 되는 작은 집'이라는 뜻으로,
   아주 초라하고 가난한 집을 뜻하는 말.

세로열쇠

1. 신라 선덕여왕 때 만들어진 천문 기상 관측대.
   경주에 있으며 수학여행 때 반드시 들르는 곳.

2. 야외에서 목욕을 할 수 있도록 만든 곳. 주로 온천이 있다.

3. 주로 땅 위에서 전투를 담당하는 군대.

5. 씨를 밭에 뿌려서 기른 인삼.
   줄기와 뿌리를 잇는 뇌 부분이 길기 때문에 붙은 이름이다.

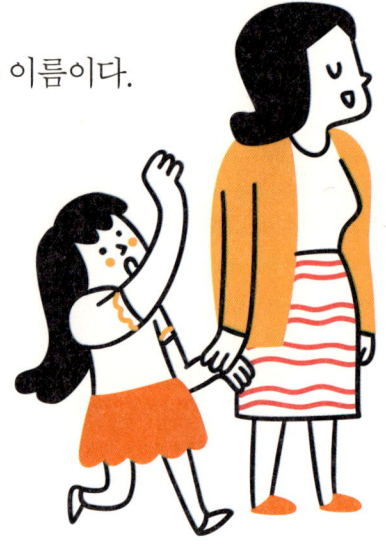

정답은 136쪽

05 오늘 듣고 싶은 노래가 있나요?

가로열쇠

1. 대학가요제 출신 가수. 대표곡으로 〈만남〉, 〈님그림자〉 등이 있다.
2. 조선 선조 때인 1592년, 일본이 우리나라를 침입한 전쟁.
4. 과학적이거나 합리적인 근거가 없는 지식에 대한 믿음.
   붉은색으로 이름을 쓰면 안 된다거나 4자가 위험하다는 내용 등이 있다.

세로열쇠

1. 공무원 시험공부를 준비하는 사람들이 많이 몰려 있는 동네.
   수산시장으로도 유명하다.
2. 아이나 새끼를 가지는 것.
3. 다리와 부리가 긴 새로, 논이나 강 하구에서 살고 재두루미와 비슷하다.

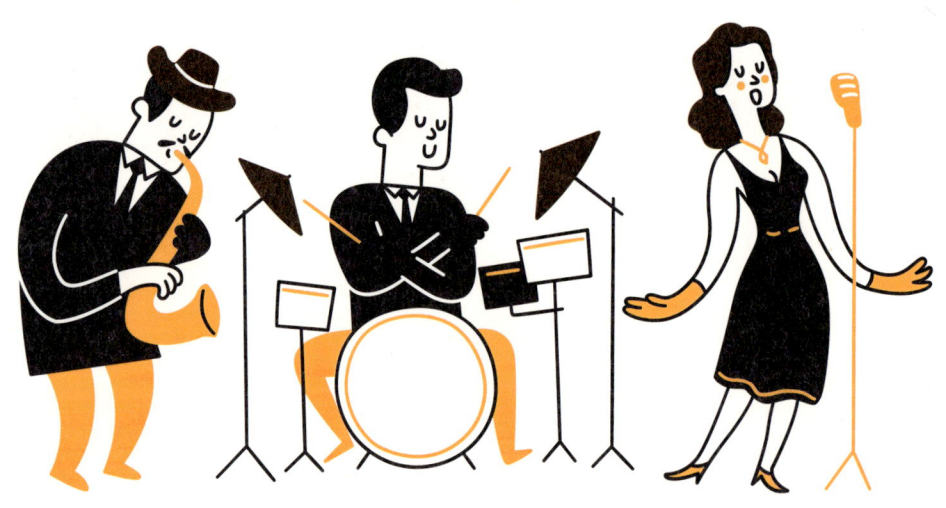

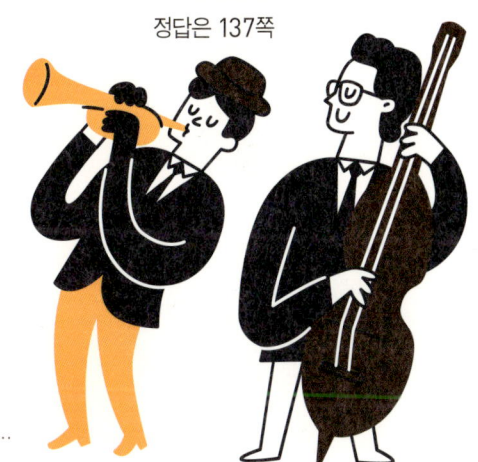

정답은 137쪽

06 무슨 생선을 좋아하나요?

가로열쇠

1. 토요일 다음 요일.

3. 우리나라 서해안에서 많이 잡히는 바닷물고기.
   단백질과 오메가 3가 많고 구이나 조림으로 먹는다.

5. 도연명의 〈도화원기〉에 나오는 말로,
   '이상향', '별천지'를 비유적으로 이르는 말.

세로열쇠

1. 일본 사람들이 쓰는 말.

2. 하루를 돌아보며 겪은 일이나 생각 등을 적는 개인의 기록.
   초등학교 저학년 때는 그림으로 그리기도 한다.

4. 초등학교 운동장 놀이터에서 주로 볼 수 있으며
   여름에 햇볕을 피하기 위해 많이 심는 덩굴나무다.

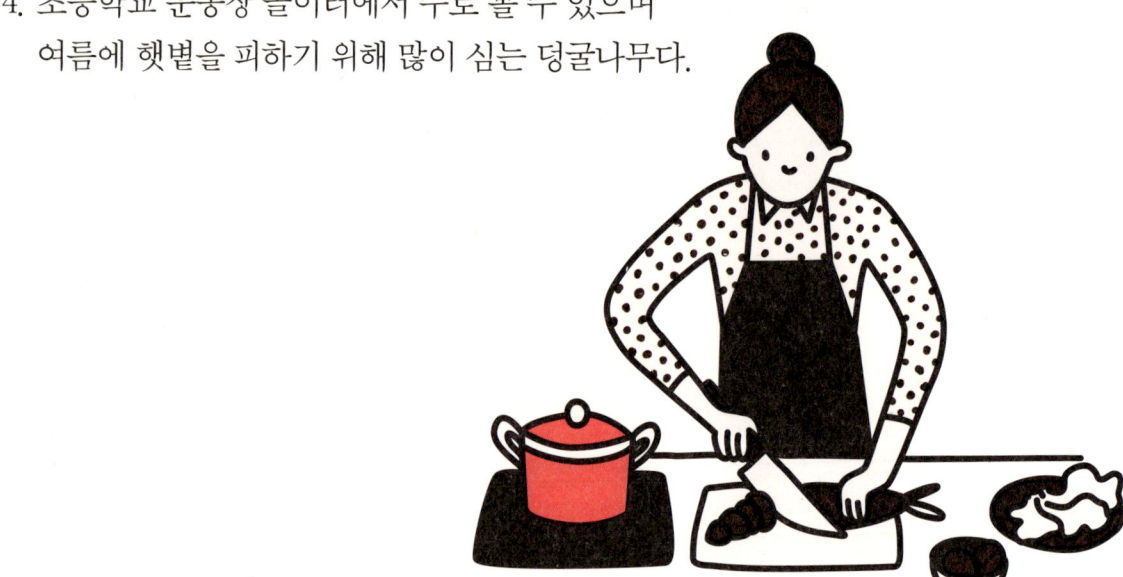

정답은 137쪽

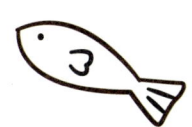

07 1970년대에 기억나는 것이 있나요?

가로열쇠

3. 1970년대 박정희 대통령 시절에 진행된, 생활환경을 개선하고 소득증대를 위한 지역사회 개발운동.
   '새벽종이 울렸네~'
5. 세종로 사거리에서 동대문에 이르는 거리.
   주변에 탑골공원, 종묘, 세운상가, 광장시장 등이 자리하고 있다.

세로열쇠

1. 도심에서 흔히 볼 수 있었던 작은 새.
   '○○가 방앗간을 그냥 지나랴.'
2. 추운 겨울을 견디며 양지바른 곳에서 자라는 배추의 품종.
   잎이 옆으로 퍼진 모양이며 겉절이 등으로 이용된다.
4. 서울특별시청에서 동대문역사문화공원까지의 긴 거리.
   주변에는 조명, 인테리어, 포장 관련 가게들이 많다.
5. 종갓집 맏며느리를 이르는 말.

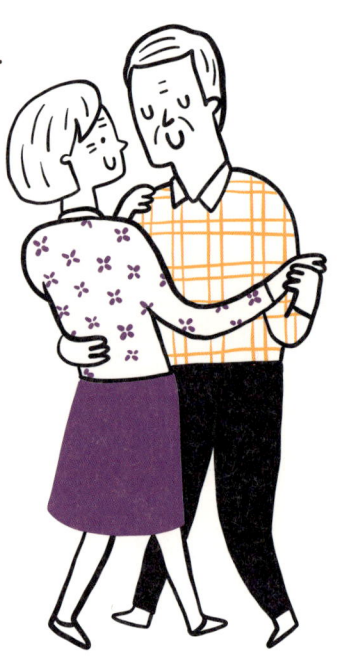

정답은 137쪽

08 여행 가고 싶은 곳은 어디인가요?

가로열쇠

1. 동쪽은 여수시, 서쪽은 보성군·장흥군과 접하고,
   남쪽으로 다도해가 펼쳐져 있는 전라남도의 지역.
4. 쓰시마 섬을 한자어로 읽은 이름.
   우리나라에서 가장 가까운 일본 지역이다.
5. 음식의 맛을 내기 위해 사용하는 조미료의 대명사.
   1956년에 처음 출시되었다.
6. 삼강오륜 중 하나로, 임금과 신하 사이에는 의리가 있어야 한다는 사자성어.

세로열쇠

2. 명성황후의 시아버지로 천주교를 탄압하고 쇄국정책을 펼쳤다.
3. 과일 등을 깎는 작은 칼.

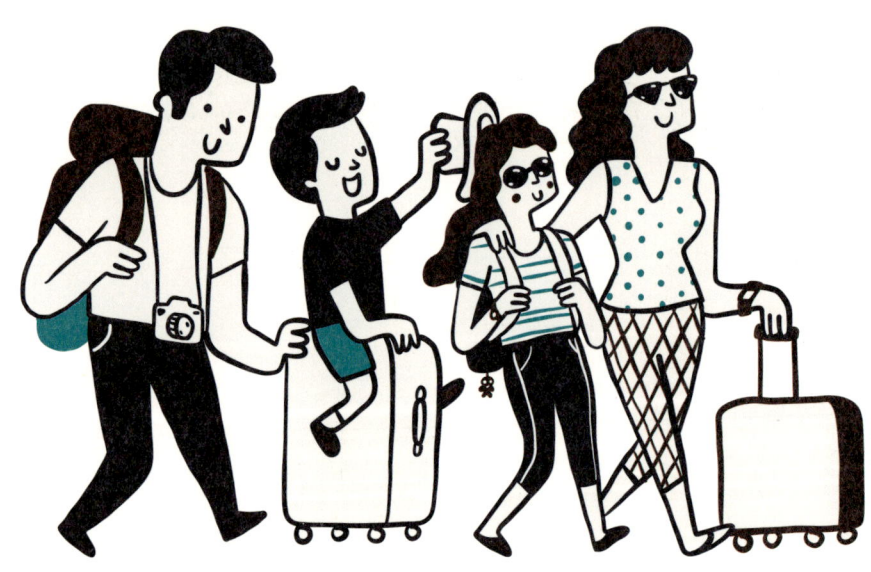

정답은 137쪽

09 좋아하는 역사책이 있나요?

가로열쇠

2. 일연이 지은 책으로 《삼국사기》와 함께 우리나라에서 현존하는 가장 오래된 역사책.

5. 바른 뜻. 또는 올바른 생각. ○○사회구현.

6. 손가락 끝 안쪽에 있는 살갗의 무늬.
   사람마다 다르고 평생 변하지 않아 미아 찾기나 신원확인 등에 사용된다.

세로열쇠

1. 현대의 가장 중요한 에너지 자원으로 가격 변화에 따라 세계경제가 휘청거린다.
   1970년대에는 가격이 크게 오르는 ○○파동이 있었다.

3. 공식적인 행사에서 국기에 대한 경례, 애국가 제창, 순국선열에 대한 묵념 따위의 순서로 진행하는 격식.

4. 운전할 때 백미러나 룸미러 등으로도 보이지 않는 공간.

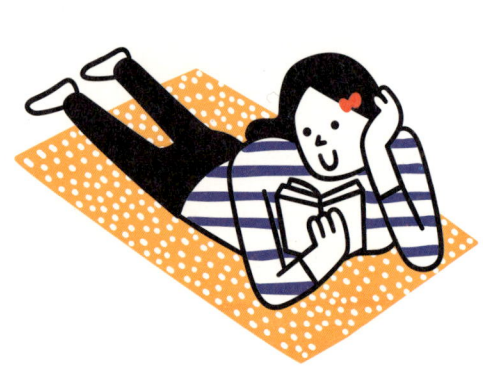
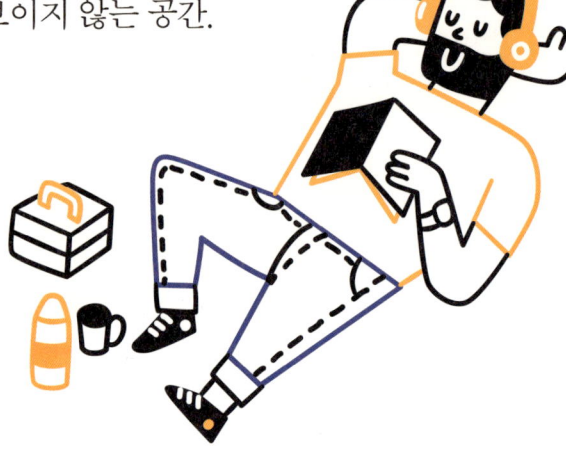

정답은 138쪽

10 당신의 애창곡은 무엇인가요?

가로열쇠

2. 1977년부터 2012년까지 개최되었던 대학생들의 창작노래경연대회.
   MBC가 주최했으며, 수상곡으로 〈나 어떡해〉, 〈꿈의 대화〉,
   〈참새와 허수아비〉, 〈바다에 누워〉 등이 있다.

5. 무의 줄기와 잎. 이것을 말려 된장국에 넣거나 무친다.
   식이섬유가 풍부하고 미네랄과 비타민이 많다.

세로열쇠

1. 유학의 한 분야로, 조선의 통치 이념이기도 하다.
   대표적인 학자는 이황과 이이.

2. 꼿꼿함을 상징하는 나무.
   나무로 불리기는 하지만 사실은 풀이다.
   전라남도 담양이 유명하다.

3. 삼국시대에 한강 유역에 있었던 나라.
   금동대향로, 낙화암, 공산성 등이 유명하다.

4. 나이가 들면서 자신도 모르게 소변을 지리는 증상.

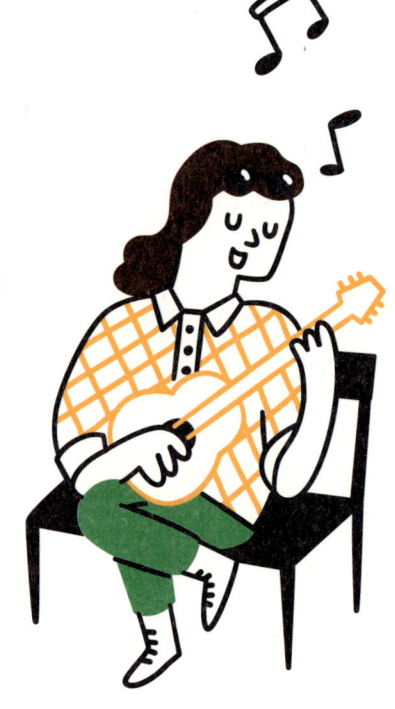

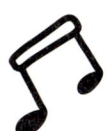

정답은 138쪽

11 어젯밤에 무슨 꿈을 꾸었나요?

가로열쇠

4. 돌이나 명절에 어린아이들이 입던 알록달록한 색깔의 옷.
   남자아이는 청색 띠를 맨다.

7. 나비가 된 꿈. 《장자》에 나오는 이야기로,
   장자가 꿈에서 나비가 되어 즐겁게 날아다녔는데 깨어 보니
   자신이 꿈속에서 나비가 된 것인지 나비가 자신이 된 것인지
   알 수 없었다는 데서 유래한 말이다.

세로열쇠

1. 제사상에 올라가는 나물 중 하나로 육개장에도 들어가며,
   영양가가 많아 '산에서 나는 소고기'라고 불린다.

2. 젊었을 때는 멋을 내기 위해서,
   나이가 들면 흰 머리카락을 검게 보이기 위해 하는 것.

3. 밥을 먹을 때 사용하는 숟가락과 젓가락을 아울러 부르는 말.

5. '같은 침상에서 다른 꿈을 꾼다'는 의미의 사자성어로,
   겉으로는 같이 행동하지만 각자 생각이 다름을 뜻한다.

6. 60~70년대에 여자아이들이 가장 많이 했던
   놀이 중 하나. 공기놀이도 있다.

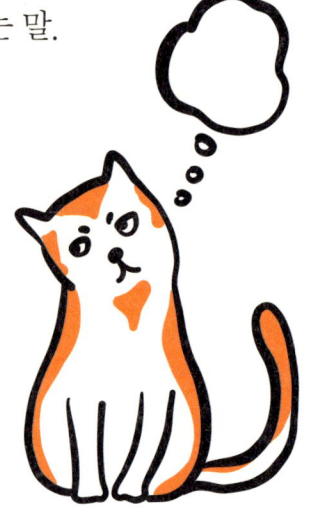

정답은 138쪽

12 겨울철에 즐기는 놀이가 있나요?

가로열쇠

1. 추운 겨울날 처마 밑에서 많이 발견할 수 있는 것.
   동요로도 나와 있다.

2. 아침에 늦게 일어나는 것. 나이 들면 자연스레 사라진다.

4. 과거에 졸업이나 입학식 등 특별한 날에 먹었던 중국 음식.
   지금은 대표적인 서민음식이다.

6. 학교나 회사에 딸려 있으며 저렴하게 숙식을 제공하는 시설.

세로열쇠

1. 초가을에 들판이나 연못 근처에서 볼 수 있는 곤충.
   과거에는 아이들이 날개를 손가락에 끼워 놀기도 했다.
   조용필의 대표곡 중 하나.

3. 아침에는 3개 저녁에는 4개라는 뜻으로,
   잔꾀로 상대방을 현혹한다는 뜻의 사자성어.

5. 남자들이 매일 아침 사용하는 세면도구.

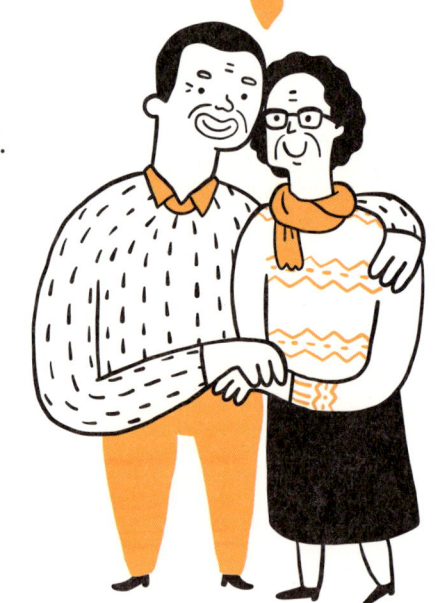

정답은 138쪽

13. 죽기 전에 꼭 여행 가고 싶은 나라가 있나요?

가로열쇠

1. 신사의 나라. 수도는 런던이며 화폐단위는 파운드다.
5. 동물원과 놀이기구가 있는 공원으로 70~80년대 어린이날이면 수많은 인파가 몰렸던 곳. 광진구에 있다.
7. 4년에 한 번씩 선거를 통해 선출하는 국민의 대표. 지역구와 비례대표를 합해 총 300명이다.

세로열쇠

2. 국가에서 법으로 지정하여 관리하는 공원. 지리산, 설악산, 한라산, 한려해상 등이 있다.
3. 강아지와 함께 반려동물로 인기가 많은 동물. 스핑크스, 샴, 페르시안 등의 종류가 있다.
4. 집 나간 며느리도 돌아오게 만들 정도로 맛있다는 초가을의 생선.
6. 한때 20대의 선호도 1위였던 직업군. 퇴직 후 연금이 보장된다는 장점이 있다.

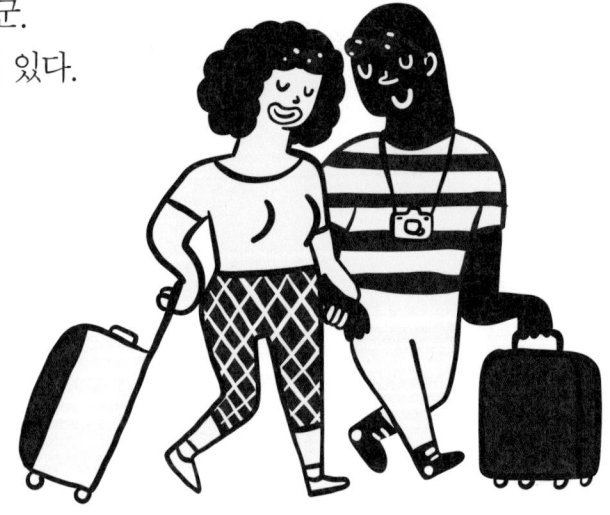

정답은 139쪽

14 서울에서 마음에 드는 곳은 어디인가요?

가로열쇠

2. 서울 중심에 있는 남산을 꼭대기까지 단숨에 오를 수 있게 만든 시설. 70년대 데이트 코스로 애용되었다.

4. 초등학교 앞에 꼭 있었던 가게. 연필, 공책, 색종이 등을 팔았다.

6. 우리나라의 대표적인 민요. 정선, 밀양, 진도 등이 대표적인 버전이다.

세로열쇠

1. 해가 바뀔 때마다 누구나 하나씩 먹게 되는 것.

2. 조선시대에 세워진 한양의 4대문 중 남쪽에 있는 것. 국보 제1호다.

3. 모로코의 대표적인 도시로 '하얀 집'이라는 뜻. 험프리 보가트와 잉그리드 버그만이 주연했던 영화의 제목이기도 하다.

5. 어린이날을 만들고 색동회를 창시한 근대 인물. 호는 소파.

정답은 139쪽

15 등산 가고 싶은 산이 있나요?

가로열쇠

2. 겨울철 즐겨먹는 대표적인 생선 요리.
   무와 고춧가루를 넣고 칼칼하게 끓인다.

5. 8각형 찬합에 9가지 요리를 넣은 음식.
   가운데에는 밀전병이 들어간다. 궁중 요리에서 유래했다.

7. 열처리를 하지 않은 맥주. 맛은 신선하지만 보관기간이 짧다.
   주로 500cc잔을 이용한다.

세로열쇠

1. 일본의 면 요리지만 우리나라 사람들도 즐겨먹는다.
   과거에는 기차역에서 급하게 먹던 음식이기도 했다.

3. 우리나라에서 가장 큰 산맥. 함경남도 원산에서 부산에 이른다.
   조정래 작가의 대하소설 제목.

4. 대표적인 양서류. 물가에 살며 울음소리가 요란하다.
   '○○○ 올챙이 적 생각 못 한다'는 속담이 있다.

6. 공상이나 환상을 뜻하는 영어 단어로 소설과 드라마의 장르를
   구분할 때 사용한다.

8. 계산기가 등장하기 전까지 계산을 하기 위해 사용한 기구.
   국가기술자격증도 있었고 경기대회도 열렸다.

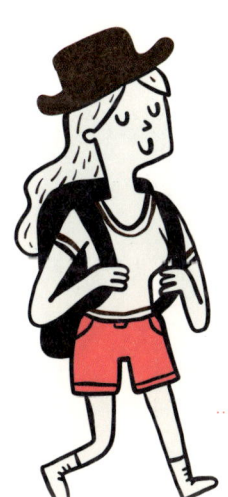
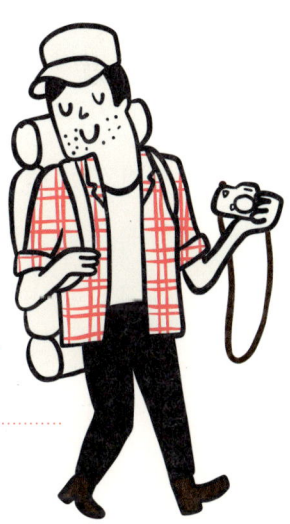

정답은 139쪽

16 즐겨먹는 간식은 무엇인가요?

가로열쇠

1. 우리나라 남쪽의 섬으로 자연경관이 뛰어나 많은 관광객들이 찾는 곳.
   과거에는 신혼여행지로 유명했다. '삼다도'라고 한다.

3. 뇌세포의 손상으로 기억을 잃는 병. 딱히 치료법이나 예방법이 없기
   때문에 나이 든 사람들이 가장 걱정하는 병이기도 하다.

4. 1980년대 인기를 끌었던 겨울철 국민간식.
   팥이 들어 있으며 '뜨거워서 호호 불며 먹는다'는 말에서 이름이 지어졌다.

5. 집으로 방문해 학생을 가르쳤던 개인 선생님.
   과거에는 지방에서 올라온 대학생이 하숙비를 절약하기 위해
   함께 사는 경우도 있었다.

7. 음식을 만드는 데 들어간 비용 정도만 값으로 받는
   저렴한 음식점을 가리키는 말.

세로열쇠

1. 신라 경덕왕 때의 향가. 누이의 명복을 비는 노래다.
   '삶과 죽음의 길이 예 있으매~'로 시작한다.

2. 의사의 진료를 돕고 환자를 돌보는 사람.

6. 학교에서 선생님들이 머물며 일하는 곳.
   이곳에 갈 때면 언제나 긴장이 되곤 한다.

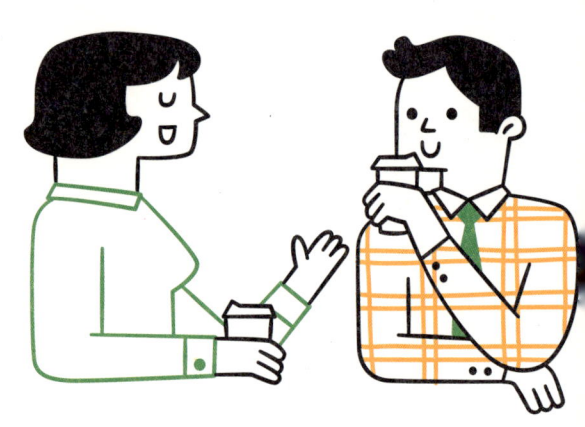

정답은 139쪽

17 초등학생 때 제일 기뻤던 일은 무엇인가요?

가로열쇠

1. 지구의 평균온도가 바뀌는 현상.
   화석연료의 사용, 온실가스 증가 등으로 생긴 ○○변화.
2. 초등학생 - ○○○ - 고등학생
3. 우리나라에서 유일하게 바다와 접하지 않은 도. 속리산이 있다.
5. 중국 남쪽의 섬나라.
   중국 국민당 장제스는 공산당과의 내전에서 패한 뒤 이곳으로 옮겨 왔다.

세로열쇠

1. 봉준호 감독의 영화로 아카데미 작품상과 감독상 등을 받은 작품.
4. 과거에 대통령의 별장으로 쓰인 충청남도 청주에 있는 관광명소.
6. '늦은 가을'이라는 뜻의 한자어.
   탕웨이와 현빈이 주연한 영화의 제목이기도 하다.

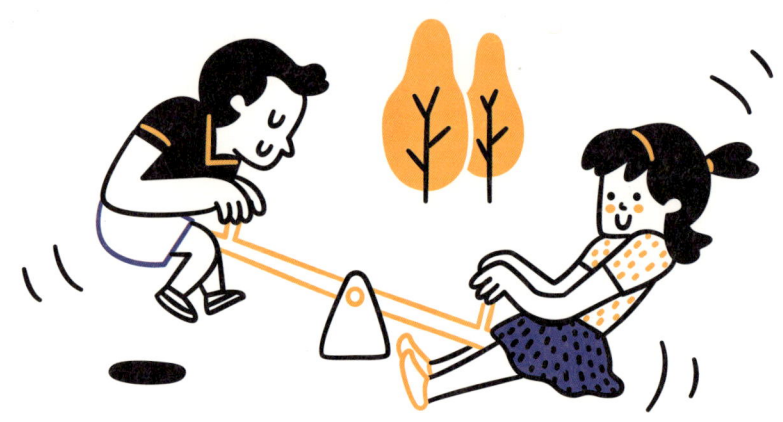

정답은 140쪽

18. 기차와 관련된 추억이 있나요?

가로열쇠

1. 인간과 삶의 본질에 대해 연구하는 사람.
   대표적인 인물로는 소크라테스.
3. 천지만물을 창조한 유일신을 섬기는 종교.
   우리나라에서는 신교를 의미한다.
4. 물고기 등의 표면에 붙어 있는 얇고 투명한 조각.
6. 고려시대에 불교의 힘으로 몽골을 물리치기 위해 만든 불교 경전.
   합천 해인사에 보관되어 있다.

세로열쇠

1. 열차가 지나갈 수 있도록 철로 만든 다리.
2. 불교에서 주로 사용하는 말로 중생에게 기쁨을 주고
   고통을 없애주는 지극한 사랑.
3. 군대에서 아침에 사람들을 깨우기 위해 사용하는 악기.
5. 조선의 궁궐이었으나
   일제강점기에 동물원과
   식물원으로 바뀌어
   소풍 장소로 이용되었던 곳.

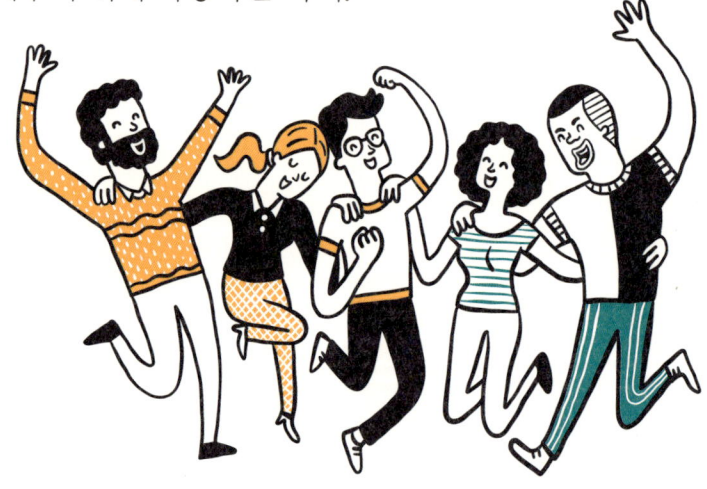

정답은 140쪽

19 여름에 가고 싶은 섬이 있나요?

가로열쇠

1. 급식이 없던 시절, 학교에서 늦게까지 공부하기 위해 2개씩 싸갔던 것.
2. 카레의 노란색을 만드는 주성분이며 염증에 도움이 되는 식재료. 울금과 비슷.
3. 서울과 부산을 잇는 429km의 도로. 박정희 정권 때 만들어졌다.
5. 초등학교 때 미술수업이 있는 날, 문방구에서 한 장씩 사가지고 갔던 종이.

세로열쇠

1. 노자가 무위자연에 대해 쓴 책.
2. 인천에 속한 큰 섬. 단군이 제사를 지냈다는 마니산이 있다.
4. 등과 옆구리에 가시 같은 털이 나 있는 동물.
   '○○○○도 제 자식이 제일 곱다'라는 속담이 있다.

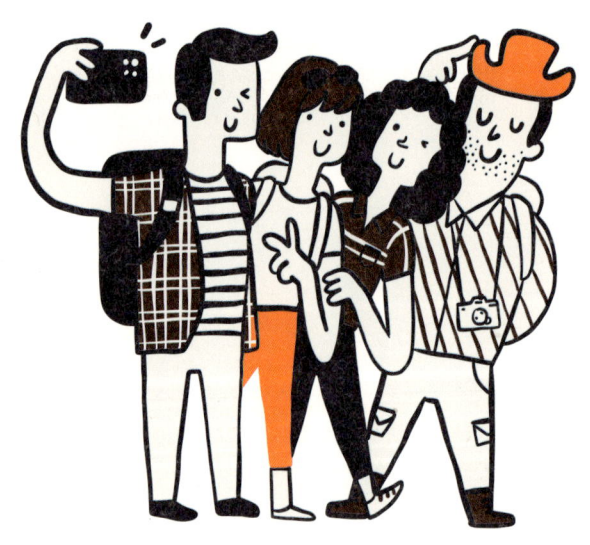

정답은 140쪽

20 좋아하는 동화책은 무엇인가요?

가로열쇠

1. 만유인력을 발견한 과학자.
2. 아주 덥거나 추운 계절에 학교에서 일정 기간 동안 수업을 쉬는 것.
4. 카페인이 들어 있고 쓴맛이 나는 짙은 갈색의 차.
   전 세계 사람들이 마시며 최근 우리나라 사람들이 무척 즐긴다.
6. 나이가 들면서 앉았다 일어날 때 절로 나는 소리.
7. 일본의 도시 중 하나. 우리나라 사람들이 즐겨 찾는 곳으로
   유니버설 스튜디오와 벚꽃 등이 유명하다.

세로열쇠

1. 미국의 뉴욕시에서 태어나 살고 있는 사람을 뜻하는 말.
   커피, 도넛, 빠른 걸음이 특징이라고 한다.
3. 1981년부터 1992년까지 시행한 대입시험.
   체력장 20점을 포함해 340점 만점.
5. 이탈리아의 동화. 나무로 만든 인형의 모험 이야기.
   거짓말을 하면 코가 길어진다.
6. 세계에서 두 번째로 큰 대륙이며
   적도에 걸쳐 있고,
   현생인류가 시작된 곳이다.

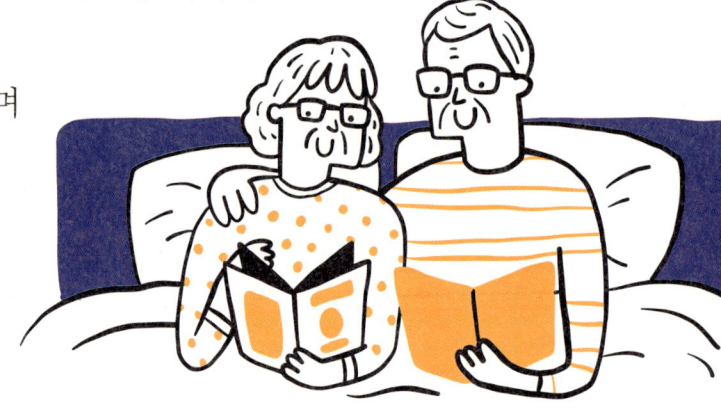

정답은 140쪽

뇌가 젊어지는 인지력 퀴즈

첫 단어의 끝말이 다음 단어의 첫 글자가 되도록 이어서 단어들을 적어보세요.

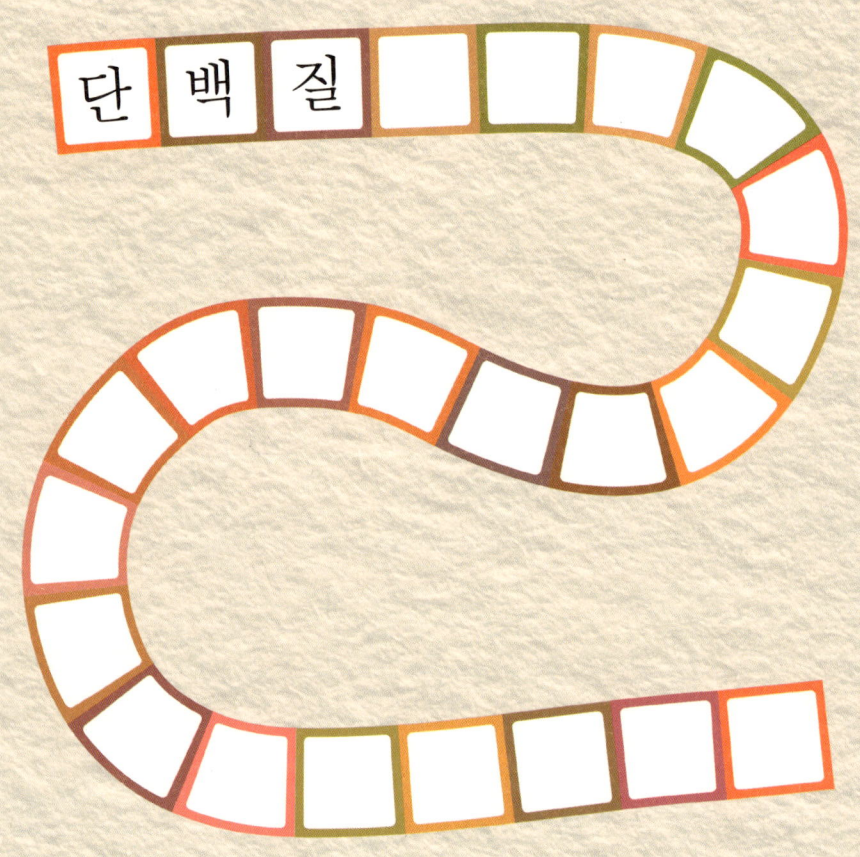

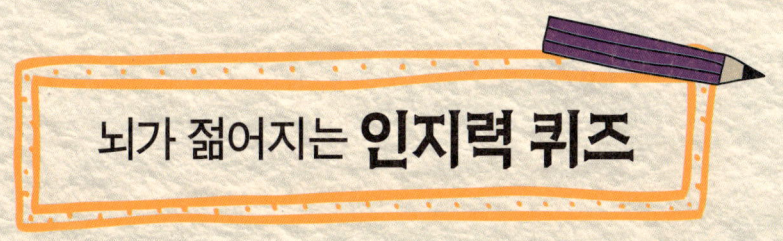

뇌가 젊어지는 **인지력 퀴즈**

가로, 세로, 대각선에 숨어 있는 단어 4개를 찾아보세요.

퀴	롱	섭	소	푸	켓
푼	쪼	힐	홍	득	놔
터	괴	퍽	인	엘	세
맙	담	른	프	원	책

정답은 151쪽

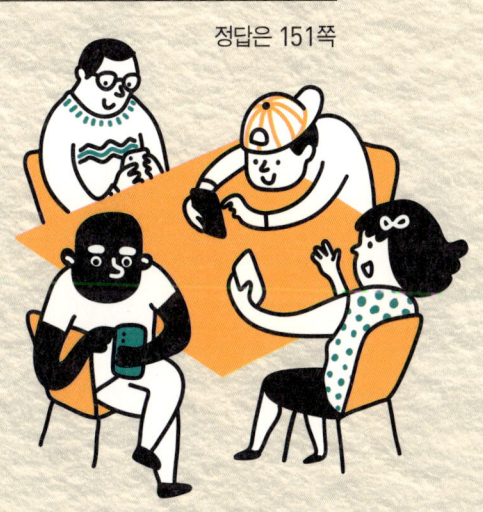

51

21. 가고 싶은 세계의 도시가 있나요?

가로열쇠

2. 입에서 소화를 돕는 기관. 이것이 건강하면 오복 중의 하나다.
3. 원수 집안의 남녀가 사랑에 빠지는 셰익스피어의 작품.
5. 1948년, 전 세계 유대인들이 이주해 세운 나라. 《성경》에는 '가나안'이라고 기록되어 있다.

세로열쇠

1. 도형의 형태 중 하나. 세모, 네모, ○○○○.
2. 강아지 품종 중에서 체구가 가장 작으며, 털이 짧고 귀가 크고 행동이 매우 빠르다.
3. 이탈리아의 수도. 콜로세움 등 역사유적이 많아 전 세계 관광객이 찾는 도시. '○○는 하루아침에 이루어진 것이 아니다'라는 속담이 있다.
4. 남매의 다른 말. 해와 달이 된 ○○○.
6. 신발 위에 신고 눈 위를 달리는 겨울철 스포츠.

바로셀로나? 이스탄불?

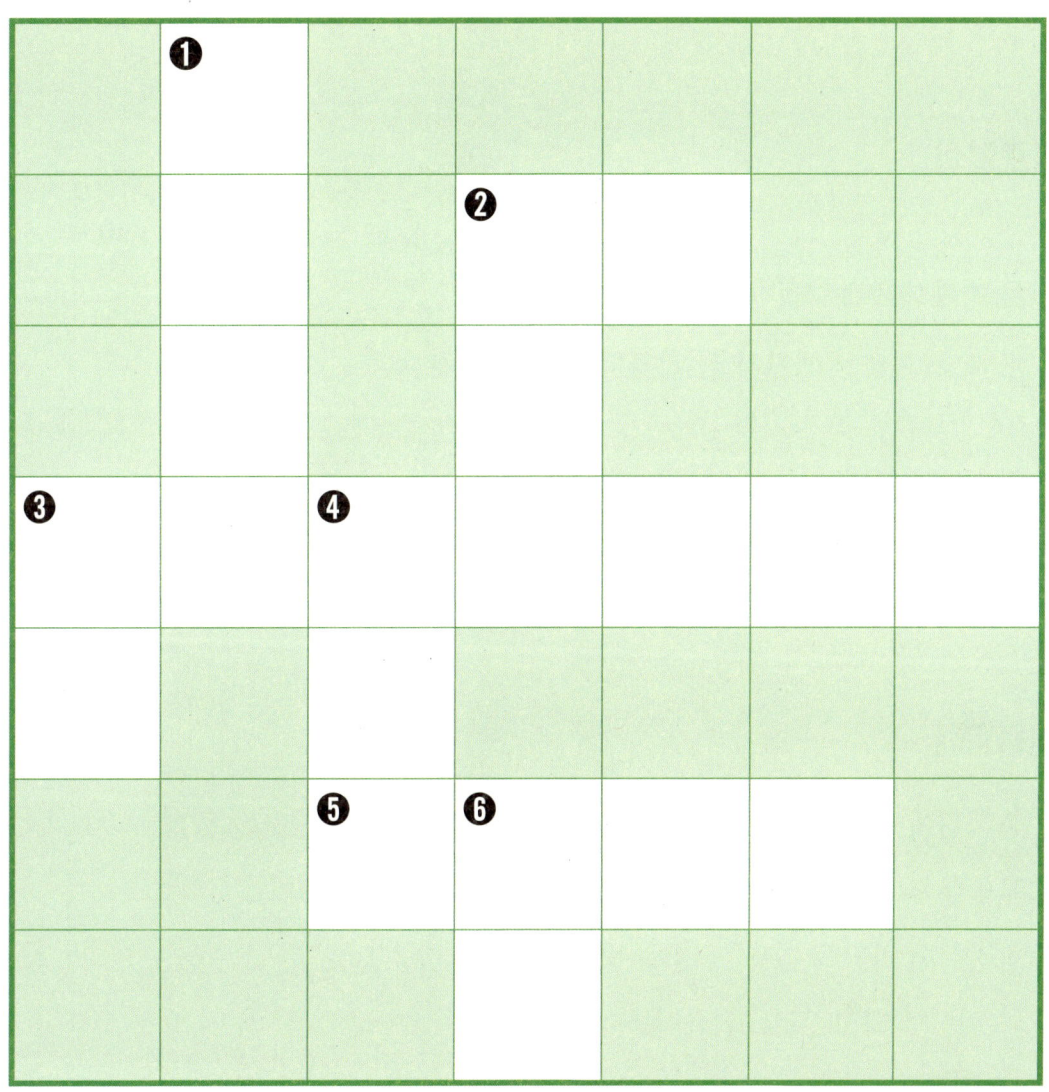

정답은 141쪽

22 자주 보는 예능 프로그램이 있나요?

가로열쇠

2. 구봉서, 서영춘, 배삼룡, 이기동 등이 주축이 되어 MBC에서 방송되었던 장수 코미디 프로그램.

5. 카페, 커피숍이 생기기 전 커피와 음료를 팔던 곳. DJ가 있는 곳도 있었다.

6. 입술을 오므려 음을 내는 소리. 과거에 남자들이 멋있어 보이기 위해 연습하기도 했다.

7. 음력 정월에 논두렁이나 밭두렁에 불을 놓아 쥐를 잡던 풍속.

세로열쇠

1. 중국집에서 탕수육과 짬뽕을 둘 다 먹고 싶을 때 시키는 반반 음식.

3. 부동산 중개소의 옛 이름. 거래수수료는 '복비'라고 불렀다.

4. 화장실이 마당에 있던 옛날에, 방 안에 두던 오줌 그릇.

5. 나무를 잘 타고, 도토리를 먹는 작은 동물.

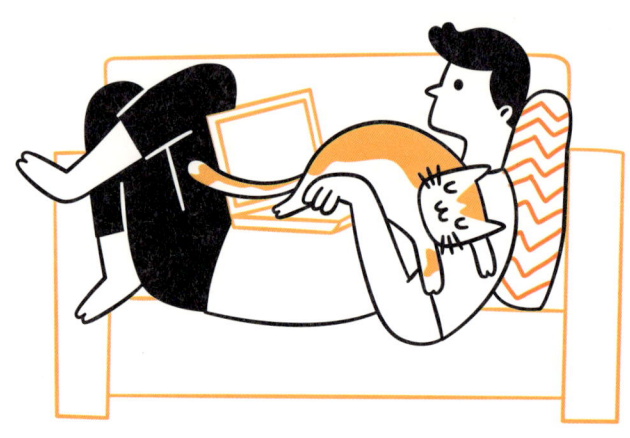

정답은 141쪽

23 좋아하는 외국 작가는 누구인가요?

가로열쇠

2. 우리나라 사람들이 가장 좋아하는 독일의 작가.
   대표작으로 《데미안》, 《싯다르타》 등이 있다.
3. 발로 디뎌 곡식을 빻거나 찧던 도구.
5. 사는 곳이 가까운 경우,
   출퇴근할 때 함께 차를 타고 다니는 일.
6. 필름을 넣어 사진을 찍었던 기계.
   과거 나들이의 필수품이었다.

세로열쇠

1. '나이'를 높여 이르는 말.
2. 미용사를 요즘에는 이렇게 부른다.
4. 남북으로 길게 뻗은 대륙이며
   가운데 부근에 파나마 운하가 있다.
5. 빵이 흔치 않았던 시절에 많이 먹었던 간식.
   노란색을 띠며 폭신폭신하고 달콤하다.

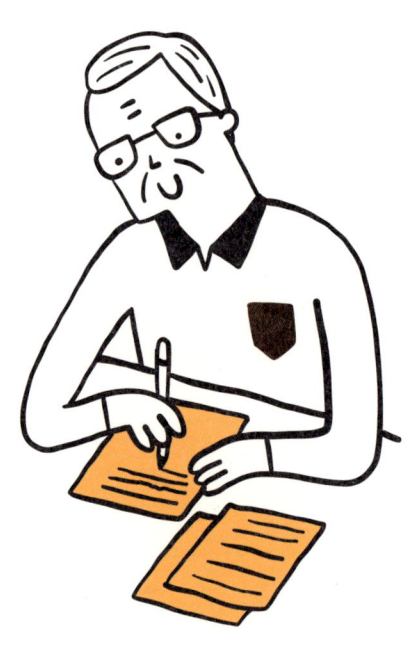

정답은 141쪽

24 자주 이용하는 지하철이 있나요?

가로열쇠

1. 조선시대 병자호란 때 인조와 신하들이 피난 갔던 곳.
   유네스코 세계문화유산.
2. 전라북도 진안군에서 시작해 지리산을 거쳐 남해로 흘러 들어가는 강.
   작가 박경리가 쓴 《토지》의 무대이기도 하다.
5. 서울에서 유동인구가 가장 많은 지하철 역 중 하나.
   80년대에는 출구 앞에 있던 뉴욕제과가 만남의 장소였다.
7. 종두법을 보급하고 전염병 퇴치에 앞장선 근대 시대의 의학자.

세로열쇠

1. 강변가요제, 드라마 〈겨울연가〉로 유명한 가평 근처의 섬.
3. 추석이나 정월대보름에 여성들이 모여 손을 맞잡고
   원을 그리며 돌던 민속놀이.
4. 고구려가 멸망한 뒤 고구려 유민을 이끌고 만주 지방에 발해를 세운 인물.
6. 나와 상대방의 입장을 바꿔 생각해보라는 의미의 사자성어.

정답은 141쪽

25 제일 잘 만드는 음식은 무엇인가요?

가로열쇠

2. 조림과 구이로 먹는 은색의 긴 몸체를 가진 생선으로 과거에는 싸고 흔했으나 지금은 귀한 몸.
4. 조선 세종대왕 때 노비 출신으로 자격루, 측우기 등을 만든 과학자.
5. 해상왕이라 불리며 청해진을 설치해 당나라와 신라, 일본의 삼각무역을 주도했던 인물.
7. 1977년 우리나라에서 처음으로 에베레스트 산 정상을 밟은 산악인.

세로열쇠

1. 온도가 일정해 김치를 이곳에 보관하면 맛이 좋다. 최근에는 건조기와 함께 필수 가전제품.
3. '있는 사실을 그대로 고함'이라는 뜻의 사자성어.
6. 음력 15일에 볼 수 있는 달. 쟁반 같은 ○○○.
8. 자식들이 결혼했을 때 두 집안의 부모가 상대편을 이르는 말.

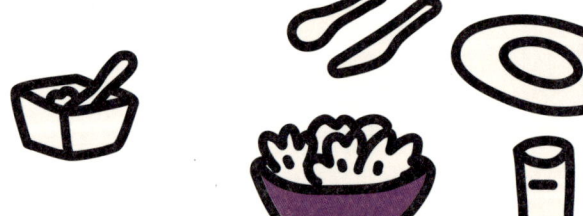

정답은 142쪽

26 나만의 베스트 드라마를 꼽아보세요

가로열쇠

1. 방송 등에서 대본에 없는 대사를 즉흥적으로 하는 것.
3. 부산 남포동에 있는 국내 최대의 수산물시장.
5. 조선 말기의 화가로 호는 오원. 대표작은 '호취도', '귀거래도'. 그의 일대기를 그린 영화가 〈취화선〉이다.
6. 노래 솜씨가 매우 뛰어난 경지에 이르렀음을 뜻하는 말.

세로열쇠

2. 아침 겸 점심으로 늦은 오전에 먹는 식사의 영어식 표현.
3. 자신이 저지른 일의 결과를 자기가 받는다는 뜻의 사자성어.
4. 그리스 신화에서 제우스를 속인 죄로 무거운 바위를 산 위로 계속 밀어 올리는 벌을 받은 인물. ○○프스.
7. 달이 지구 둘레를 한 바퀴 도는 데 걸리는 시간을 한 달로 삼아 만든 달력. 설날은 ○○을 기준으로 1월 1일이다.

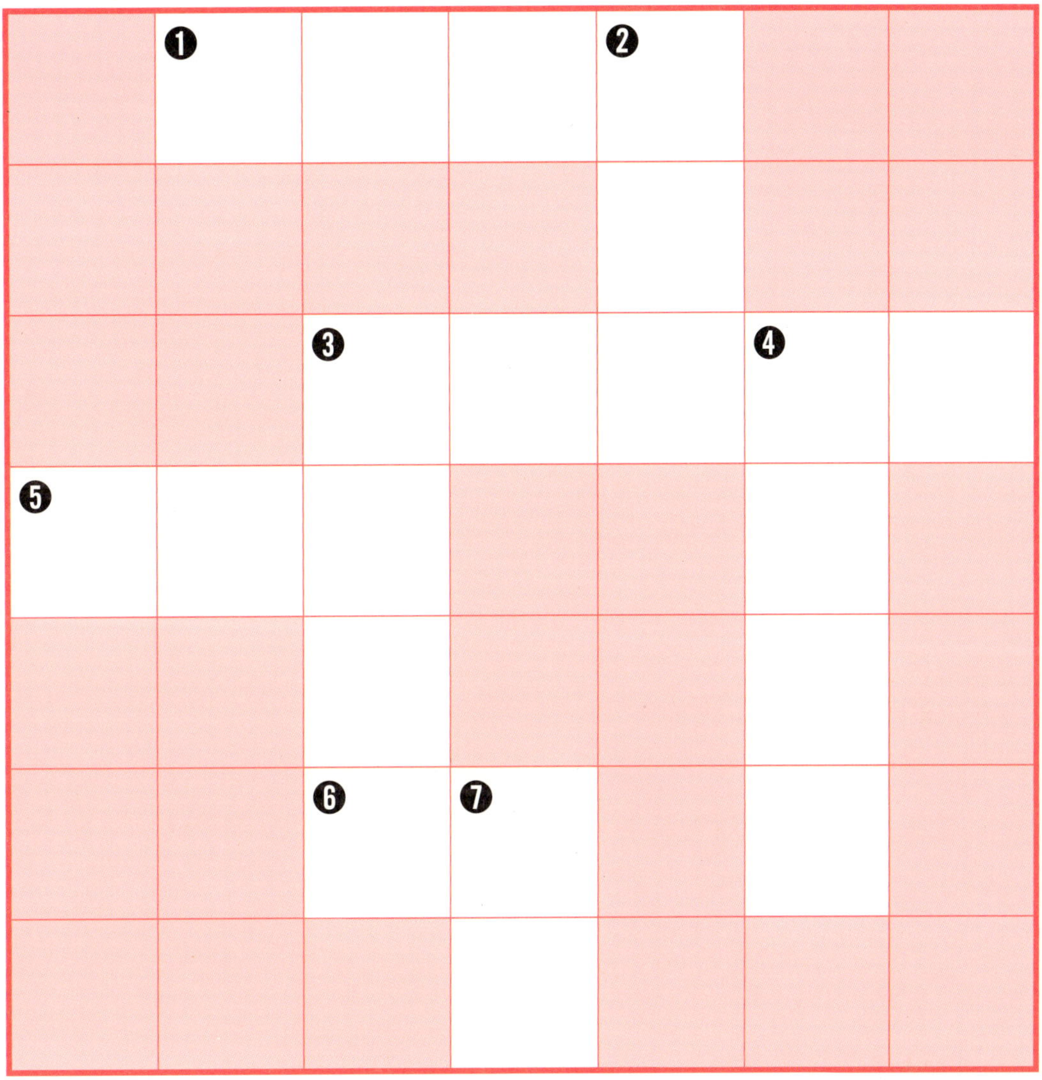

정답은 142쪽

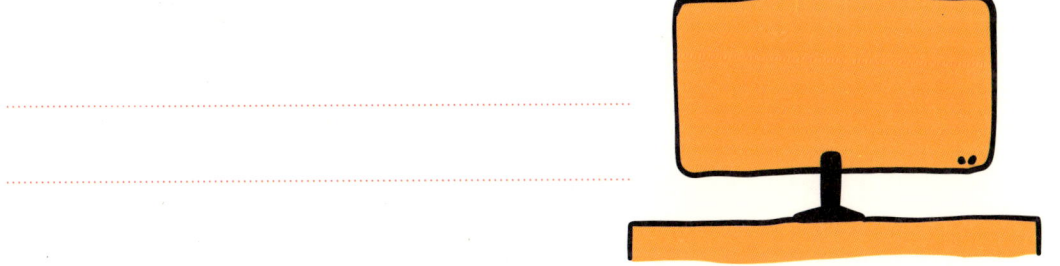

27. '제주도' 하면 떠오르는 게 있나요?

가로열쇠

2. 태양계의 첫 번째 행성.
5. 미국 서부 개척시대에 만들어진 것으로 천막 천으로 만든 질긴 바지.
6. 제주도 동쪽에 있는 원뿔형 화산 분화구. 해돋이가 유명하다.
8. 인간의 운명을 나타낸다는 여덟 글자. 생년월일시로 간지가 만들어진다.

세로열쇠

1. 다른 사람과 구별되는 그 사람만의 고유한 특성.
2. 조선시대 정조가 사도세자의 능을 이전하면서 세운 성. 정약용이 설계했다.
3. 나관중이 쓴 역사소설. 유비와 관우, 장비, 제갈량, 조조 등이 등장한다.
4. 설악산의 가장 높은 봉우리. 해발 1,707m이다.
7. 책을 펴내는 일을 하는 회사.

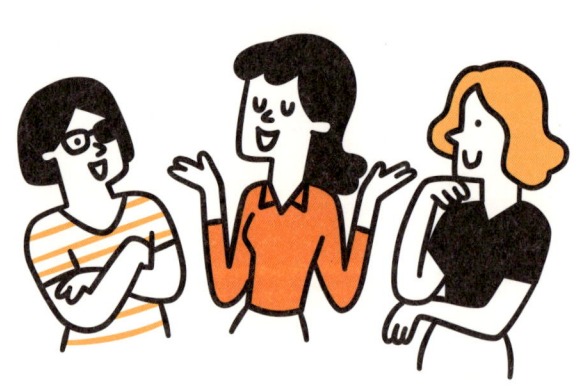

정답은 142쪽

28 우리집 가훈은 무엇인가요?

가로열쇠

3. 집안이 화목하면 모든 일이 잘된다는 뜻.
   《명심보감》에 나오는 말로 가훈으로 많이 쓰였다.

5. 계산을 빨리 하기 위해 만든 도구.

7. 닷새마다 열리는 장.
   지금은 많이 사라졌지만 정선, 함평, 병천 등 유명한 곳이 많다.

8. 어떤 일을 빨리 진행해서 빨리 끝내는 것을 의미하는 사자성어.

세로열쇠

1. 우리나라의 국화.

2. 고려 말 요동정벌을 위해 북진하다가 위화도에서 군사를 돌려
   권력을 잡고 조선을 세운 인물.

4. 중국의 대표적인 건축물. 춘추전국시대 진나라가 완성했다.

6. 시작, 전개, 전환, 마무리의 짜임새를 말하는 사자성어.
   한시를 지을 때 사용하는 방법에서 시작되었다.

정답은 142쪽

29 좋아하는 면 요리는 무엇인가요?

가로열쇠

1. 여러 가지 작은 조각을 붙여서 하나의 모양을 이루는 예술 기법.
2. 80년대 유행했던, 신나는 음악에 맞춰 춤을 출 수 있던 장소. 종로에 많았다.
5. 몽골 사람들의 이동식 천막집.
6. 이탈리아식 면 요리. 크림소스나 토마토소스를 이용한다.

세로열쇠

1. 프랑스 남쪽의 작은 도시국가로 입헌군주국이다. 1950년대 미국 배우 그레이스 켈리가 이 나라의 왕자와 세기의 결혼식을 올렸다.
2. 월트 디즈니가 만든 미국에 있는 세계 최초의 테마파크. ○○○랜드.
3. 드라마나 영화에서 긴장감이 최고조에 이른 상태.
4. '운명에 대한 사랑'이라는 라틴어 철학 용어. 가수 김연자의 노래 제목이기도 하다.

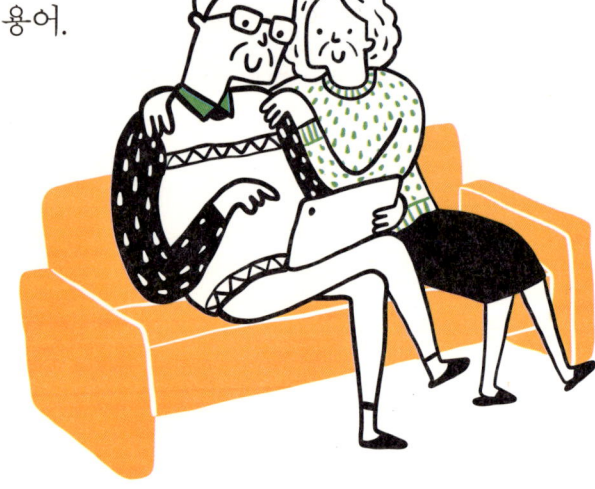

정답은 143쪽

30 집이랑 가장 가까운 공항은 어디인가요?

가로열쇠

2. 우리나라의 대표 항공회사. 국영항공사였으나 민영화되었다.
3. 24절기 중 23번째로, 작은 추위라는 뜻.
   하지만 실제로는 대한보다 더 추워 '대한이 ○○ 집에 가서 얼어 죽는다'
   라는 속담이 있다.
4. 일정 금액을 매월 불입하면 나이가 들어 소득이 없을 때
   본인이나 가족에게 국가가 지급해주는 금액.
7. 한 사람이 술래가 되어 숨은 사람을 찾아내는 추억의 놀이.

세로열쇠

1. 조선시대 문신으로 '오성과 한음' 중 오성.
2. 조선 말기 고종이 황제 국가를 선포하면서 수립된 나라.
   1897년부터 1910년까지 있었다.
5. 여러 가지 물질로 금을 만들려고 했던 화학기술.
6. 작은 글자를 보기 위해 사용하는 물건.
   나이가 들면 필요해진다.

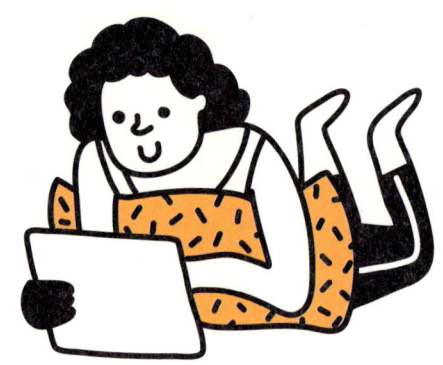

정답은 143쪽

31 부엌에서 가장 오래된 물건을 찾아보세요

가로열쇠

1. 조선시대 허준이 지은 의학서적.
4. 열두 띠 중에서 재주 많은 동물. 1956년, 1968년생이 여기에 해당한다.
6. 짧은 길이의 치마.
   우리나라에 이 옷을 유행시킨 사람은 가수 윤복희다.
7. 물이나 술을 담던 그릇.
   과거에는 막걸리를 사러 이것을 들고 가기도 했다.
8. 산이 지진이나 홍수 등으로 무너져 내리는 것.
9. 최근 미국 일론 머스크가 인수한 SNS 중 하나.
   140자 이내로 글을 쓸 수 있다.

세로열쇠

1. 동물을 볼 수 있도록 만들어둔 곳. 서울대공원 등.
2. 살을 빼기 위해 음식을 조절하는 것.
3. 네 개의 바퀴가 달린 신발. 80년대 청소년들에게 인기가 있었다.
5. 원조 트로트 가수.
   대표곡으로 〈열아홉 순정〉, 〈동백 아가씨〉, 〈사의 찬미〉 등이 있다.
7. 경상북도 청송에 위치한 우리나라 국립공원 중 하나로
   3대 암산으로 손꼽힌다.

정답은 143쪽

32. 가장 좋아하는 시인은 누구인가요?

가로열쇠

1. 이전까지는 들어본 적 없는 놀라운 사건이나 일을 표현하는 사자성어.
3. 범죄를 저질러 벌을 받은 적이 있는 사람.
4. 은행 등에 예금을 위해 만든 번호. ○○이체.
5. 1980년대 베스트셀러였던 작가 김홍신의 장편소설.
   인신매매 관련 소재로 주인공은 장총찬.
6. 1980년대 독특한 패션과 음색으로 인기를 끌었던 여성 가수.
   대표곡으로는 〈열애〉, 〈공부합시다〉 등이 있다.
7. 경주 대릉원에 위치한 신라시대의 무덤 중 하나로
   내부에 천마도가 그려져 있다. 국보이자 유네스코 세계문화유산.

세로열쇠

1. 황도십이궁 중 여덟째 별자리.
   10월 23일에서 11월 22일에 태어난 사람이 이 별자리에 해당한다.
2. 찾아오는 사람이 많아 집 앞이 시장과 같다는 뜻의 사자성어.
5. 동학의 대표적인 사상으로 '사람이 곧 하늘이다'라는 뜻.
6. 〈별 헤는 밤〉, 〈서시〉 등을 쓴 독립운동가이자
   우리나라 사람들이 가장 좋아하는 시인.
8. 단독주택의 앞이나 뒤의 평평한 곳.
   반려동물을 기르거나 식물을 키우기에 좋다.

정답은 143쪽

33 즐겨 쓰는 우리말이 있나요?

가로열쇠

2. 흔히 '고로케'라고 부른다.
   감자와 채소, 고기를 안에 넣어 바삭하게 튀긴 빵.

3. 물을 끓여 먹던 시절에 보리, 결명자와 함께 자주 사용되던 약초.
   구수하면서 단맛이 난다.

6. 초등학교 시절 '짝짝이'로 불렸던 타악기. 맞부딪혀 소리를 냈다.

8. 납작한 모양의 담백한 맛을 가진 흰살생선으로 구이나 조림을 해서 먹는다.

9. 조개와 황새가 싸우는 바람에 지나가던 어부가 둘 다 잡았다는 데서
   유래한 말로, 엉뚱한 사람이 이득을 본다는 뜻의 고사성어.

세로열쇠

1. 번개가 잦으면 ○○이 친다.

2. 어린 시절 그림을 그릴 때 사용했던 알록달록한 색깔의 미술 도구.

4. 일정한 규칙에 따라 개인이나 단체끼리 힘과 지구력 등을 겨루는 것.
   ○○○ 정신.

5. 맛있는 음식을 찾아다니며 먹는 것을 즐기는 사람.

6. 산양의 털로 짠 고급 모직물.
   따듯해서 코트나 스웨터, 목도리의 원료로 사용된다.

7. 사각형의 우리말.

정답은 144쪽

34. 좋아하는 꽃 세 가지를 꼽아보세요

가로열쇠

1. 보습제로 바르기도 하고, 건강을 위해 먹기도 하며, 질병 치료에도 사용되는 야자수 열매 기름.
3. 베르사유 궁전과 개선문, 루브르 박물관을 만날 수 있는 유럽의 한 나라.
4. 생선을 쌀과 함께 푹 끓여 양념해 만든 죽.
5. 예수님의 탄생을 축하하는 날. 12월 25일.
7. 두 사람이 라켓으로 공을 주고받는 스포츠. 최근에 다시 인기를 끌고 있다.
9. 88올림픽 마스코트였던 동물. 수많은 전래동화에 자주 등장한다.

세로열쇠

1. 가을에 피는 분홍색의 여리여리한 꽃. 꽃말은 '소녀의 순정'이다.
2. 울릉도에서 많이 잡히는 어류. 과거에는 영화관에서 땅콩과 함께 즐겨먹었다.
5. 호화 여객선을 이르는 말. 은퇴 후 꿈꾸는 ○○○여행.
6. 흔히 '칼질하러 가자!'고 할 때 먹는 음식.
8. 승려를 높여 부르는 말. 법정 ○○의 《무소유》라는 책이 있다.

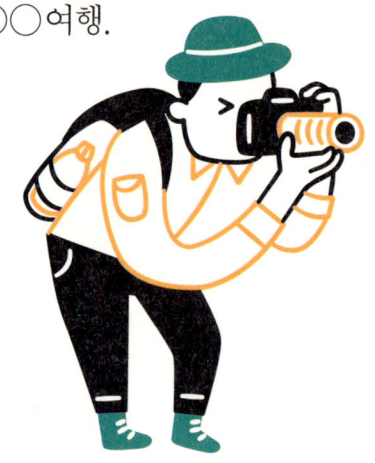

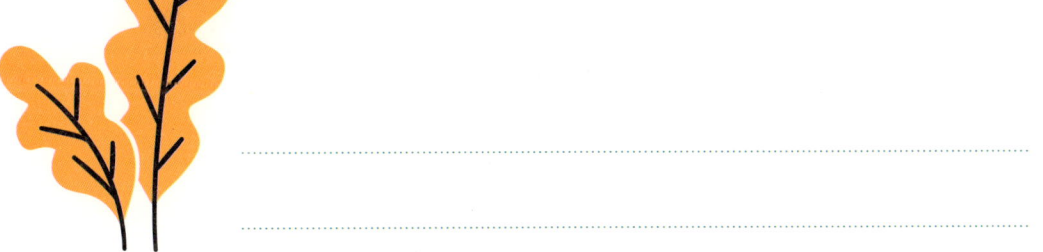

정답은 144쪽

35 가입해서 활동하는 SNS가 있나요?

가로열쇠

1. '국민학교'를 1996년부터는 이렇게 부른다.
2. 여름에 먹는 수분이 많고 달콤한 과일.
   천도와 백도가 있다.
4. 어떤 의견을 고치거나 바꾸지 않고 버티는 성미.
5. 1896년 서재필 등이 창간한 우리나라 최초의 민간 신문.
6. 일본의 전통 의복.
   발목까지 내려오고 폭이 넓은 허리띠를 맨다.
8. 사진공유를 목적으로 만들어진 SNS.
   페이스북의 뒤를 이어 인기가 한창이다.

세로열쇠

1. 오래전에 일반 백성들이 살았던 집.
   짚이나 풀 등으로 지붕을 덮었다.
3. 남대문의 다른 이름.
   현판 글씨는 양녕대군이 썼다고 전해진다.
5. 혼자 사는 어르신을 이르는 말.
7. 고등학교 수학에 등장하는 개념으로 log로 표시.
   내용이 어려워 많은 수포자(수학포기자)를 만들었다.

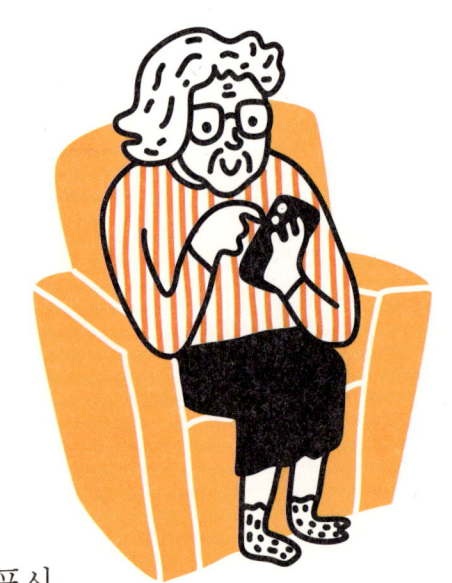

정답은 144쪽

36. 즐겨보는 운동경기는 무엇인가요?

가로열쇠

3. 《노인과 바다》, 《무기여 잘 있거라》 등을 쓴 미국의 소설가. 노벨 문학상을 받았다.
5. 축구에서 날아오는 공이 땅에 닿기 전에 발로 차는 슛 동작.
6. 어린 시절 《장발장》으로 읽었던 빅토르 위고의 작품.
8. 내가 하면 ○○○, 남이 하면 불륜.
9. 매년 한식이나 추석 전에 조상의 산소에 가서 잡초를 뽑고 주변을 정리하는 것.

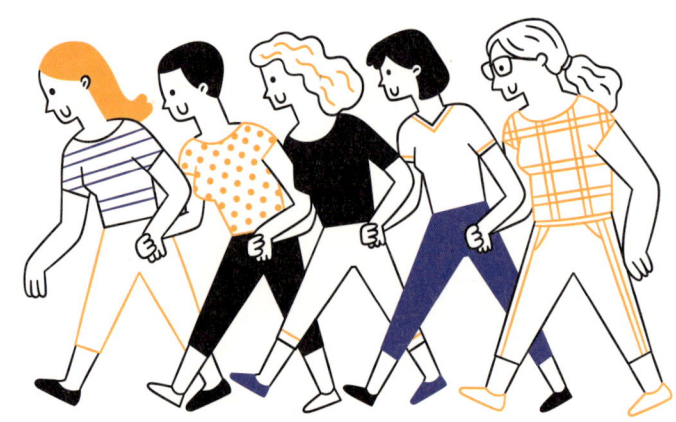

세로열쇠

1. 윤동주의 시.
   '계절이 지나가는 하늘에는 가을로 가득 차 있습니다'로 시작한다.
2. 물체의 모가 진 가장자리. 어린아이들이 이곳에 이마를 찧기 쉽다.
4. 결혼할 때 신부가 입는 옷. 대부분 흰색이며 길이가 길다.
5. 머리털이 나게 하는 약.
7. 서로 이기려고 맞서는 관계.
   김영삼 vs 김대중, 이성계 vs 정몽주, 이황 vs 이이.

정답은 144쪽

37 자신만의 감기예방 비법은 무엇인가요?

가로열쇠

3. 겨울철 독감을 예방하기 위해 맞는 것. 어르신들의 월동준비.
6. 물건을 만들기 위해 가죽을 부드럽게 만드는 일.
7. 한여름 더위가 심해 늦은 밤 기온이 25℃ 이상 지속되는 현상.
8. 무슨 일이든 자기 뜻대로만 처리하는 고집스러운 사람을 비유하는 말.
10. 회사 안에서 만나 서로 좋아하는 한쌍을 일컫는 말.

세로열쇠

1. 몸속에 있는 나쁜 물질의 작용을 없애는 것. ○○주스.
2. 회사를 그만두는 것.
4. 낮에는 일하고 밤에는 공부한다는 뜻의 사자성어.
5. 동학농민운동의 지도자 전봉준을 일컫는 말. 키가 작아 붙은 별명이라고 한다.
7. 예수님을 따르던 베드로, 요한 등 열두 명을 합쳐 부르는 말.
9. BCG예방주사. 예전에는 주삿바늘을 알코올 불에 소독하여 접종하던 것을 보고 이렇게 불렀다.

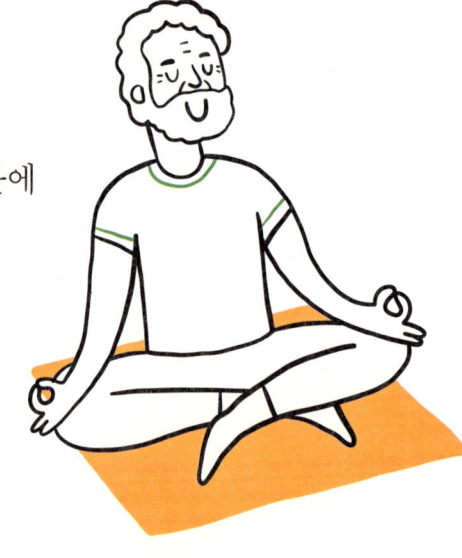

정답은 145쪽

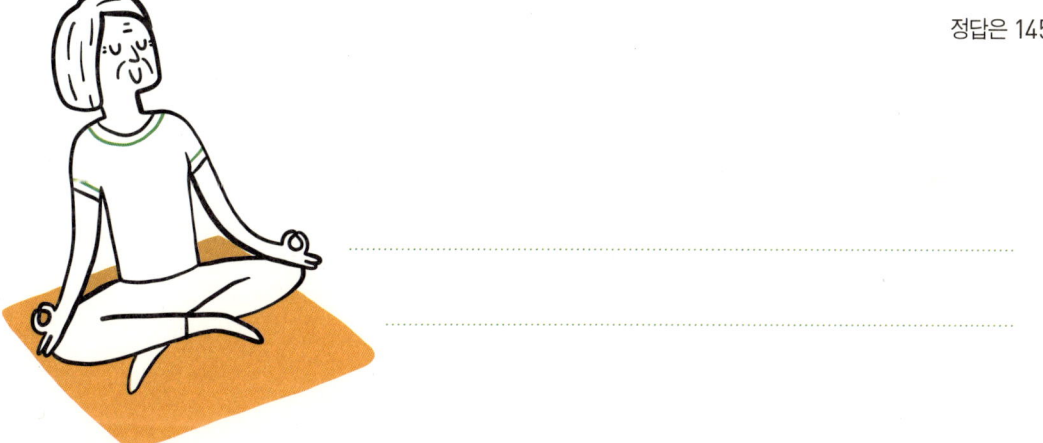

38 조선시대 27명의 왕 이름을 외워보세요

가로열쇠

1. 70년대 인기 있었던 음악 분야로 주로 통기타로 연주했다.
   트윈폴리오, 이장희, 김민기 등이 대표적인 가수다.
4. 임금님의 밥상을 높여 부르는 말.
6. 범죄 해결에 결정적으로 작용하는 확실한 증거를 의미하는 말.
   '연기가 나는 총'이라는 뜻.
7. 죽기 전에 꼭 해야 할 일이나 하고 싶은 일의 목록.
11. 한글을 만든 조선의 4대 임금.

세로열쇠

2. 다른 장르가 두 개 이상 섞인 것.
   음악에서 시작된 말로, '퓨전'과 비슷한 의미다.
3. 가지고 다니면서 손을 닦는 데 사용하는 헝겊.
   휴지가 흔치 않았을 때는 필수품이었다.
5. 누군가를 너무 좋아해서 생기는 마음의 병.
   《젊은 베르테르의 슬픔》의 주인공이 앓았던 병.
8. 셰익스피어의 4대 비극 중 하나로 세 명의 딸과 늙은 왕의 이야기다.
9. 운동경기 등에서 우승했을 때 받는 컵.
10. 기쁨을 나타내기 위해 두 손을 들고 외치는 감탄사. 대한독립 ○○!

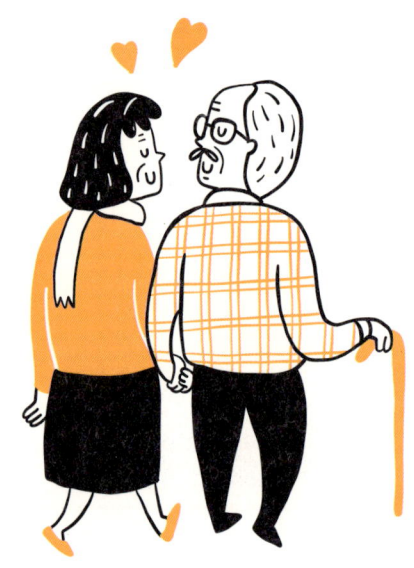

정답은 145쪽

39 금혼식 때 하고 싶은 것이 있나요?

가로열쇠

1. 인간의 주체적 존재성을 강조한 철학.
   사르트르가 대표적 인물이다.
3. 학기 중에 경주, 제주도 등으로 떠나는 학생들의 단체 여행.
4. 생활비 중에서 음식비가 차지하는 비율.
   소득이 높을수록 숫자가 낮아진다.
5. 나라를 대표하는 깃발. 우리나라는 태극기.
7. 아침, 점심, 저녁처럼 매일 일정하게 먹는 밥을 일컫는 우리말.
9. 결혼한 지 25주년이 되는 해를 기념하는 의식.

세로열쇠

1. 건조제로 사용되는 무색, 무취, 반투명한 물질.
   식재료를 오래 보관하기 위해 포장지 속에 넣는다.
2. '작지만 확실한 행복'의 줄임말로
   최근 만들어진 말이다.
3. 어떤 것에 대해 바로 말하지 않고 맞춰가는 놀이.
   '깨는 깨인데 먹지 못하는 깨는?'
6. 비행기를 타고 갈 때 나오는 식사.
   여행의 맛이기도 하다.
8. 한글 자모의 두 번째 글자.

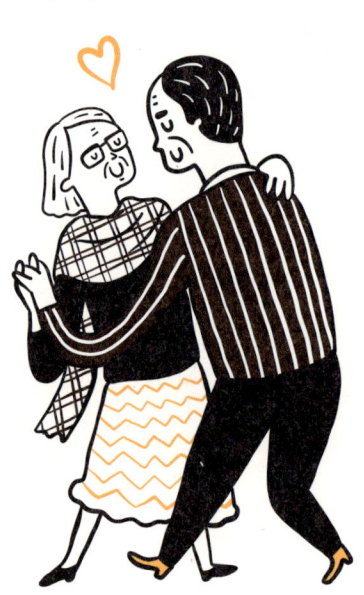

정답은 145쪽

40 마음에 드는 사자성어가 있나요?

가로열쇠

2. 약한 자가 강한 자에게 먹힌다는 뜻의 사자성어.

4. '십간'과 '십이지'를 합친 말로, 이에 따라 그해의 띠가 결정된다.
   2023년은 계묘년 토끼띠.

6. 고기나 가공식품에 들어 있는 몸에 좋지 않은 지방.

8. 독립운동가이자 시인이며 호는 만해. 대표작은 〈님의 침묵〉.

9. 과거에 임금에게 나랏일에 대해 알리기 위해 글을 올리는 일.

11. 어떤 생물의 유전적 성질을 바꾸거나 돌연변이와
    같은 방법을 이용해 더 우수하게 만드는 일.

세로열쇠

1. 정치인이나 연예인의 사생활에 대한 소문이나 험담을
   흥미 위주로 다룬 기사.

2. 네 번째 손가락.

3. 고려 때의 장군으로 거란을 몰아내고 귀주대첩을 승리로 이끌었다.

5. 지구 온난화의 주범인 온실가스.
   식물이 광합성을 할 때 이것을 흡수한다.

7. 추운 겨울을 대비해서 준비하는 물품. 장갑, 귀마개, 마스크 등.

10. 취하지 않고 마실 수 있는 술의 양.

정답은 145쪽

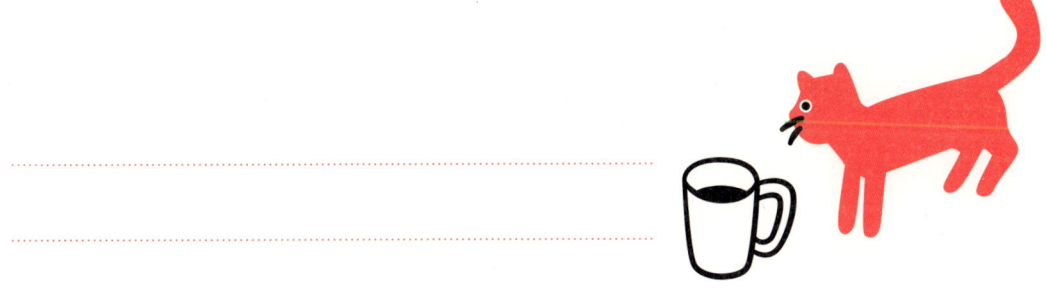

뇌가 젊어지는 **인지력 퀴즈**

첫 단어의 끝말이 다음 단어의 첫 단어가 되도록 이어서 단어들을 적어보세요.

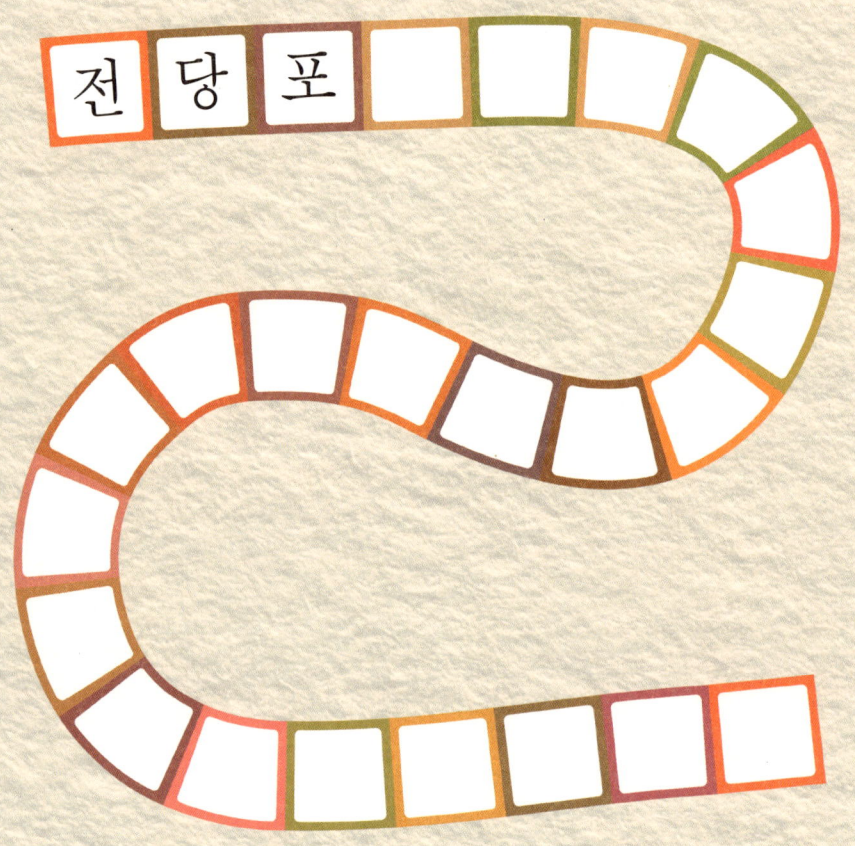

뇌가 젊어지는 **인지력 퀴즈**

가로, 세로, 대각선에 숨어 있는 단어 4개를 찾아보세요.

혼	크	피	곱	창	장
갈	꺼	터	쩐	선	랄
고	뷰	팬	크	짐	앗
리	낵	림	랄	윤	퉁

정답은 151쪽

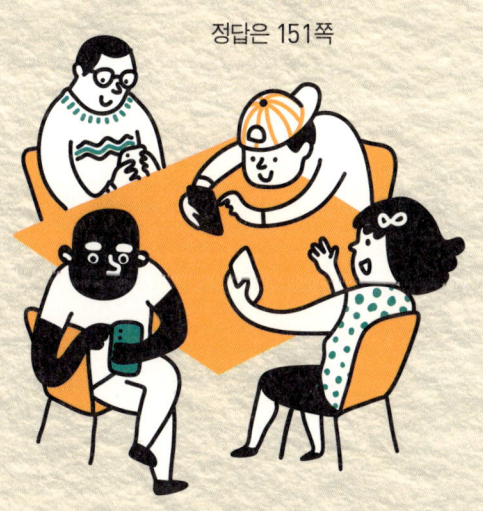

41. 가장 좋아하는 색깔은 무엇인가요?

가로열쇠

1. 경주 불국사에 있는 탑으로 십 원짜리 동전에도 그려져 있다.
4. 80년대 MBC 인기 라디오 프로그램.
   밤 10시 5분부터 진행되며 이곳을 거쳐 간 디제이로 이종환, 김기덕, 이문세 등이 있다. 지금은 작사가 김이나가 진행한다.
6. 판소리계 소설.
   용왕의 병을 고치기 위해 육지로 나가 토끼를 잡아오는 이야기다.
8. 미국의 37대 대통령으로 워터게이트 사건으로 사임했다.
9. 볶은 참깨를 빻은 것. 신혼부부가 밤마다 볶는다고도 한다.

세로열쇠

2. 파랑과 빨강의 중간 빛깔. 일곱 가지 무지개색 중 마지막.
3. 겨울철 길거리 음식은 호떡, 붕어빵 그리고 이것.
4. 유성의 다른 말. 이것이 떨어질 때 소원을 빌면 이루어진다는 말도 있다.
5. 백열전구 등 수많은 제품을 발명한 미국의 발명가.
7. 얼굴에 생기는 작고 검은 점. 빨강머리 앤의 특징.

정답은 146쪽

42 내 얼굴에서 마음에 드는 곳은 어디인가요?

가로열쇠

1. 여름철에 먹는 대표 과일은 수박, 복숭아와 노란 껍질의 ○○.
4. 붉은색 머리에 주근깨 투성이인 소녀의 성장소설로 영화, 드라마, 애니메이션 등으로 만들어졌다.
5. 겨울의 시작을 알리는 절기.
7. 학습 등을 위해 지구의 모양을 축소해 만든 모형으로 위도와 경도, 지명 등이 적혀 있다.
9. 공을 굴려 10개의 핀을 쓰러트리는 경기.
10. 사람이 끄는 바퀴가 달린 수레. 지금도 동남아시아에서는 볼 수 있다.

세로열쇠

2. 엄마의 어머니를 아빠의 어머니와 구별해 부르는 말.
3. 〈해리포터〉 시리즈를 쓴 영국의 작가.
6. 밤이 가장 길다는 날에 먹는 팥으로 만든 음식.
8. 당사자의 죽음을 뜻하는 말.
9. 과거에 유행했던 바이러스 전염병으로 볼이 붓고 열이 나며 통증이 심하다. 정확한 명칭은 '유행성이하선염'.

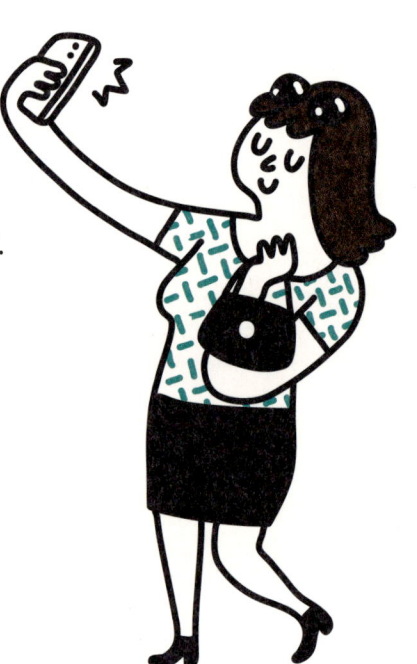

정답은 146쪽

43 혹시 '짤순이'를 기억하나요?

가로열쇠

1. 베트남이나 태국, 필리핀, 말레이시아 등의 지역을 합쳐 부르는 말.
4. 크고 우묵한 그릇으로 아궁이에 올려놓고 밥을 짓거나 물을 끓이는 데 사용했다.
6. 무지개의 일곱 가지 색깔을 첫 글자만 따서 부르는 말.
8. 비무장지대인 군사분계선에 있는 지역으로, '판문각'과 '자유의 집' 등이 자리하고 있다.
9. 버터 대용 식품으로 한때 크게 인기가 있었으나 콜레스테롤 함량이 많아 지금은 그다지 선호되지 않는다.

세로열쇠

2. 에스프레소에 물을 타 희석한 커피. 유럽보다 미국에서 많이 마시기 때문에 이런 이름이 붙었다.
3. 어류의 호흡기관.
5. 가볍게 빨리 걷는 걸음. 나이 든 사람에게는 달리기보다 좋다.
6. 세탁기가 없던 시절, 손빨래를 하기 위해 밑에 깔아두던 나무로 된 판.
7. 중앙아메리카를 통과하는 운하를 가진 작은 나라.

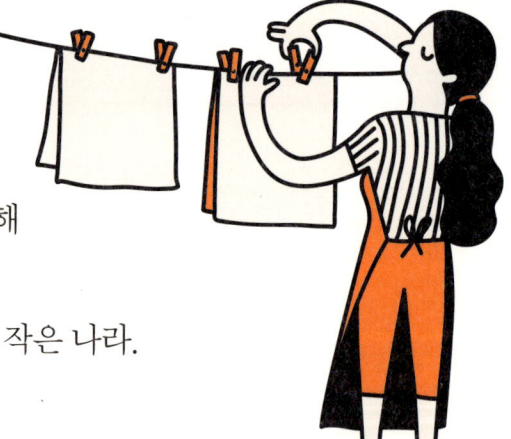

정답은 146쪽

44 놀이공원의 추억을 떠올려보세요

가로열쇠

1. 놀이공원에서 원판 위에 설치된 목마가 빙글빙글 도는 놀이기구.
4. 세계적으로 알려진 미국의 노래로 〈고요한 밤 거룩한 밤〉과 함께 크리스마스에 많이 불린다.
5. 어떤 사람의 건강상태나 병을 전담해서 상담하고 치료하는 의사.
6. 세 사람이 함께 연주하거나 노래 부르는 것.
7. 크리스마스 이브날 밤에 굴뚝으로 들어와 양말 속에 선물을 넣어두는 할아버지.
9. 필요한 물건을 스스로 생산해서 사용한다는 뜻의 사자성어.

세로열쇠

2. 1980년대 각 지역의 전설과 설화를 모티브로 KBS에서 방송되었던 프로그램. 주제는 권선징악.
3. 큰 인기를 끌었던 일본 TV애니메이션. 로봇과 주인공 쇠돌이의 세계평화를 지키기 위한 활약상이 펼쳐진다. '기운 센 천하장사 무쇠로 만든 사람~'으로 시작하는 주제가가 인기 있었다.
5. 자세히 살피지 않고, 대충 보고 지나간다는 뜻의 사자성어.
8. 야구 경기에서 공격하는 편의 공을 치는 선수.

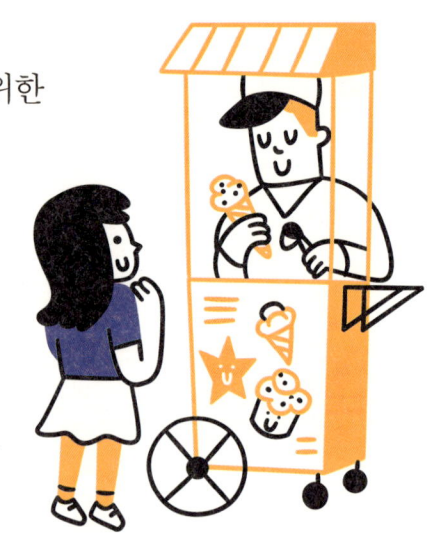

정답은 146쪽

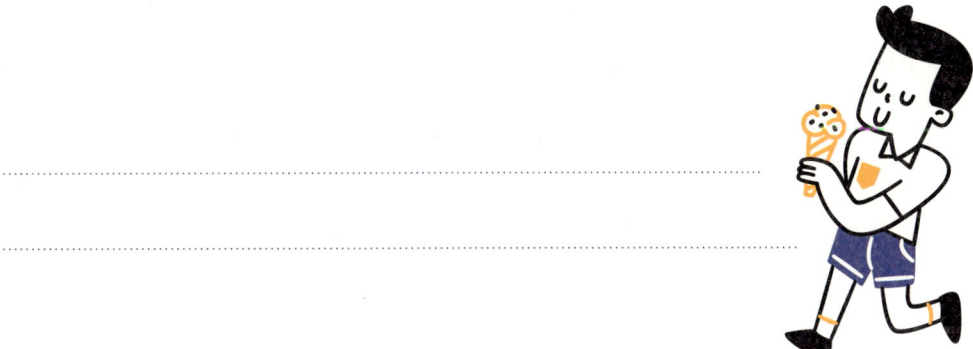

101

45 어린 시절 좋아했던 과목은 무엇인가요?

가로열쇠

1. 눈에 보이지 않는 작은 생물을 일컫는 말. 박테리아, 바이러스 등.
2. 철학의 방법으로 변증법을 주장한 독일의 철학자.
3. 국민학교 시절 열심히 외웠던,
   '우리는 민족 중흥의 역사적 사명을 띠고 이 땅에~'로 시작하는 선언문.
5. 잠을 자다가 갑자기 공포감에 몸을 움직일 수 없게 되는 것.
7. 자신의 이익만을 생각하는 마음.
8. 하루하루 품을 팔아 먹고사는 것.

세로열쇠

1. 우리나라에서 출산 후에 먹는 국.
2. 고급인력을 적절한 기업에 소개해주고 대가를 받는 일을 하는 사람.
4. 매월 15일마다 사이렌이 울리면
   전 국민 모두가 참여해 대피훈련을 했던 날.
6. 소나 돼지의 가슴 안쪽에 붙은 살.
   연하고 부드럽다.
7. 조선 후기의 학자로 신사임당의 아들이다.
   호는 율곡.

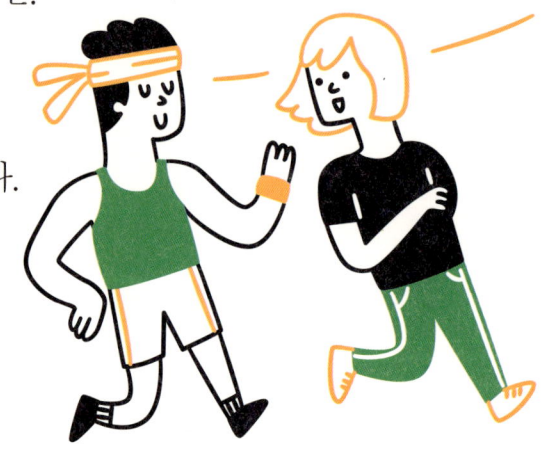

정답은 147쪽

46 아침에 먹는 영양제가 있나요?

가로열쇠

1. 대기업에서 가장 최종으로 의사를 결정하는 사람. 흔히 CEO라고 한다.
4. 조개껍데기를 박아 꾸민 장롱으로 과거에는 부를 상징하는 가구이기도 했다.
7. 사람이나 화물을 위나 아래로 나르는 장치. 엘리베이터.
9. 줄기가 주변의 물건이나 벽을 감아 올라가며 자라는 식물.
10. 신라시대에 청소년을 모아 몸과 마음을 수련시켰던 교육제도. 삼국통일의 기반이 되었다.

세로열쇠

2. 매운맛이 나는 우리나라 고유의 장.
3. 0℃ 이하의 온도.
5. 개구리의 울음소리를 의성어로 나타낸 것.
6. 병을 치료하기 위해서가 아니라 건강에 도움이 되기 위해 먹는 것을 통칭해서 부르는 말.
8. 꽃이나 과일 등 움직이지 않는 사물을 그린 그림.

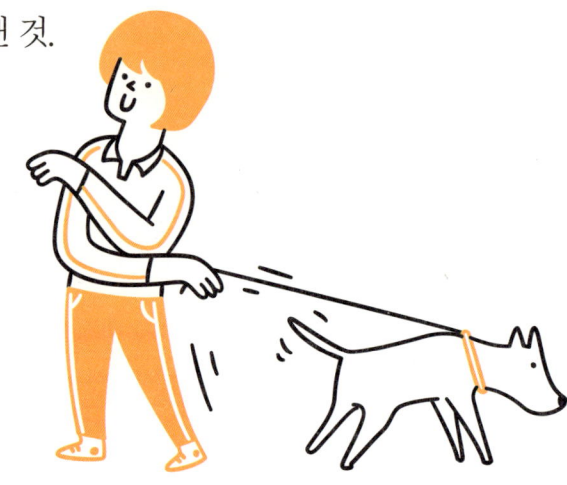

정답은 147쪽

47 알고 있는 꽃말이 있나요?

가로열쇠

2. 햄과 고기, 소시지 등을 넣어 끓인 찌개.
   과거 미군 부대에서 나온 고기로 끓였다는 데서 유래한다.
5. 국자에 설탕을 녹여 소다와 섞은 과자.
   예전에 초등학교 앞이나 만화방에서 팔았다.
6. 나라에서 대주는 돈으로 다른 나라에서 공부하는 것.
8. 전염병에 면역이 생기도록 하기 위해 몸에 투여하는 균.
9. '열흘 붉은 꽃이 없다'는 뜻의 사자성어.
   권력이나 부귀영화가 오래가지 못함을 뜻하는 말.

세로열쇠

1. '하늘은 높고 말은 살찐다'는 뜻의 사자성어로,
   가을의 풍요로움을 나타내는 말.
3. 왕위를 계승할 적손이 없을 때 종친 중에서
   왕위를 이은 임금의 친아버지에게 주는 벼슬.
4. 나라를 세우는 데 공이 많은 사람에게 내리는 칭호.
7. '돈이 있으면 죄가 없다'는 뜻으로
   1988년 탈주범들이 인질극을 벌이며 남긴 말로 유명해졌다.
8. '백일 동안 붉게 핀다'는 뜻을 가진 국화과의 꽃. 꽃말은 '순결'이다.

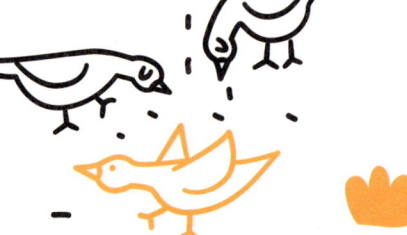

정답은 147쪽

48 가장 최근에 읽은 소설은 무엇인가요?

가로열쇠

3. 오 헨리의 단편소설로, 폐렴에 걸려 사경을 헤매는 주인공을 위해 담벼락에 나뭇잎을 그린 화가의 이야기.
4. 뻔히 아는 데도 엉뚱하게 딴전을 부리는 태도.
7. 어르신들이 등을 긁을 때 쓰는 대나무로 만든 물건.
8. 뚜껑을 밀폐한 뒤에 압력을 높여 밥을 짓도록 만든 용기.
9. 기독교 신자가 수입의 10분의 1을 교회에 바치는 것.

세로열쇠

1. 동화작가 안데르센이 태어난 나라로 수도 코펜하겐에는 '인어공주상'이 있다.
2. 90년대 초 여고생들에게 인기 있었던, 앞머리를 이마에 딱 붙인 헤어스타일.
4. 정월대보름에 먹는 다섯 가지 곡식을 섞어 지은 밥. 찹쌀, 차조, 팥, 수수, 검은콩 등.
5. 미생물이 분해를 통해 사람에게 좋은 유기물을 만드는 것. 된장, 간장, 치즈 등이 ○○식품이다.
6. 기구나 시설을 이용하지 않고 하는 신체운동.

정답은 147쪽

49 학창 시절 때 기억나는 여행이 있나요?

가로열쇠

1. 남의 집에서 숙식하며 부엌일과 가사노동을 해주던 여성. 1980년대 이후로 점차 사라진 직업이다.
4. 전라남도 고흥과 여수만에 둘러싸인 곳으로 습지와 갈대가 유명하다. 유네스코 세계문화유산.
6. 돈을 모을 줄만 알고 쓰는 데 인색한 사람. 스크루지 영감.
8. 다른 사람의 장모를 이르는 말.
9. 다양한 해산물과 된장을 넣고 진흙으로 구운 그릇에 끓여낸 찌개.

세로열쇠

2. 《한비자》에 나오는 '창과 방패' 이야기에서 유래했으며 어떤 사실이 앞뒤가 맞지 않음을 뜻하는 말.
3. 알래스카와 시베리아 등 북극지방에서 사는 사람들. 이글루와 개썰매.
5. '마마'라고 불리던 전염병으로 피부에 물집이 생기고 고열이 난다. 인류가 처음으로 박멸한 질병이다.
7. 일제강점기 때 일본인들이 한반도의 정기를 끊고자 산 곳곳에 박았다는 것.
8. 여름철 얼음을 갈아 팥이나 과일을 넣어 먹는 간식을 만드는 기계.
9. 전날 마신 술기운을 풀어내는 것. 때로는 이를 위해 해장국과 함께 술을 조금 마시기도 한다.

정답은 148쪽

50 주변에 있는 일회용품을 찾아보세요

가로열쇠

1. 싸고 편리해 자주 이용되었지만 이제는 너무 많아져 지구환경을 위해 줄여야 하는 물질.
4. 시장이나 마트가 아니라 컴퓨터나 휴대전화를 이용해서 물건을 구매하는 것.
7. 생일날 나이만큼 초를 꽂아서 먹는 디저트. 생크림 ○○○.
9. 소의 무릎 주변 뼈를 말하며 젤라틴이 많아 탕으로 끓여 먹는다.
10. 동물의 피부에서 늙은 세포가 죽어 떨어져 나갈 때 생기는 물질. 흔히 '때'라고 한다.
11. 사귀는 두 사람이 같은 모양으로 맞춰 입는 옷차림.

세로열쇠

2. 야구에서 투수가 던진 공이 타자의 어깨에서 무릎 사이를 통과해 정확히 들어오는 것.
3. 타원형의 널빤지 위에서 파도를 타는 수상 스포츠.
5. 실제로는 사이가 나쁘지만 남의 눈을 의식해 좋은 사이인 것처럼 꾸미는 커플.
6. 다른 치아와 겹쳐져 자란 치아. 한때는 귀여움의 상징이었다.
8. 중간에서 두 사람의 사이를 멀어지게 만드는 일.

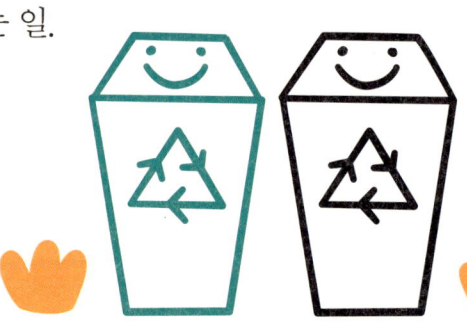

정답은 148쪽

51 여름철 과일 중에 좋아하는 것은 무엇인가요?

가로열쇠

2. 가스레인지가 없던 시절에, 석유를 넣고 심지에 불을 붙여 사용했던 취사도구. '곤로'라고도 했다.
3. 여행사를 끼고 그룹이 함께 여행을 떠나는 것. 일명 팩키지 여행.
4. 수박의 속을 긁어내고 얼음과 설탕, 다른 과일을 넣어 먹는 여름철 별미.
6. 조카며느리의 한자말.
7. 미국 남동쪽 끝에 위치한 주로, 기후가 따듯해 휴가지로 이용된다. 주요 도시는 마이애미.
8. 시멘트와 물, 자갈, 모래 등이 섞인 것으로 건축 공사에 사용된다.

세로열쇠

1. 일제강점기의 소설가로《무정》,《흙》등의 소설을 남겼으나 친일 행위로 지탄을 받았고 한국전쟁 때 납북되었다.
2. 산이나 강, 바다 등 자연의 아름다운 경치를 그리는 그림.
3. 우리 몸에 꼭 필요한 3대 영양소는 ○○○, 탄수화물, 지방이다.
5. 고기류가 아니라 과일이나 해초 등 식물성 음식만을 먹는 식생활이 좋다고 생각하는 태도.
7. 몸의 코어 근육을 기르기 위한 자세로 엎드린 상태에서 몸을 어깨부터 발목까지 일직선으로 만든다.

정답은 148쪽

52 건강을 위해 지키고 있는 습관이 있나요?

가로열쇠

1. 데이트나 기분 전환을 위해 자동차를 타고 달리는 것.
4. 성악에서 가장 높은 음역을 내는 남자 성악가.
6. 똑똑하고 콧대가 높았다고 알려진 이집트의 여왕. 카이사르의 연인.
7. 뼈의 건강을 지키고, 면역기능에 관여하는 영양소. 햇볕, 달걀노른자, 생선 등에 들어 있다.

세로열쇠

1. 주로 세탁소에서 석유 성분을 이용해 세탁하는 방법.
2. 일제강점기의 시인이며 대표작으로 〈날개〉, 〈오감도〉 등이 있다.
3. 천연두 백신을 발견해 수많은 사람을 죽음에서 구한 영국의 의사.
4. 미국의 전기자동차 회사. 에디슨과 라이벌이었던 과학자와 이름이 같다.
5. 고대 그리스 시대의 도시국가. 엄격하고 혹독한 군사교육으로 유명하다.
7. 필요한 열량보다 많이 먹어서 살이 찌는 것.
8. '다이렉트 메일'의 줄임말.

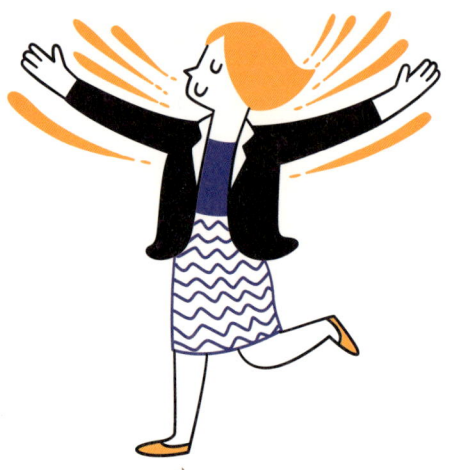

정답은 148쪽

53 최근에 본 영화 중 기억에 남는 것이 있나요?

가로열쇠

3. 휴대전화가 없던 시절 집 밖에서 요금을 내고 사용하던 전화기.
4. 올림픽 종목 중 하나로 화살을 쏘아 과녁을 맞히는 경기. 우리나라가 세계 최강이다.
5. 여성 근로자에게 90일간 주어지는 유급휴가. 배우자는 10일.
7. 〈진달래꽃〉, 〈초혼〉 등으로 잘 알려진 우리나라 대표 시인.
8. 다리가 없어 무척 징그럽게 생겼지만 땅을 비옥하게 만드는 환형동물.
10. 조선시대 영조의 둘째 아들로 폐세자가 된 뒤 뒤주 속에서 굶어죽었다. 아내는 혜경궁 홍씨.

세로열쇠

1. 1년 365일 하루도 쉬지 않는 것.
2. 서울 광화문에 자리한 대표적인 조선시대 궁궐. 근정전, 경회루 등이 있다.
4. 부동산, 주식 등을 팔 때, 얻은 소득에 대해 부과하는 세금.
6. 영화 〈올드보이〉에서 최민식이 먹었던 것. 빨판을 가지고 있으며 다리는 8개다.
9. 살던 곳을 다른 데로 옮기는 것.

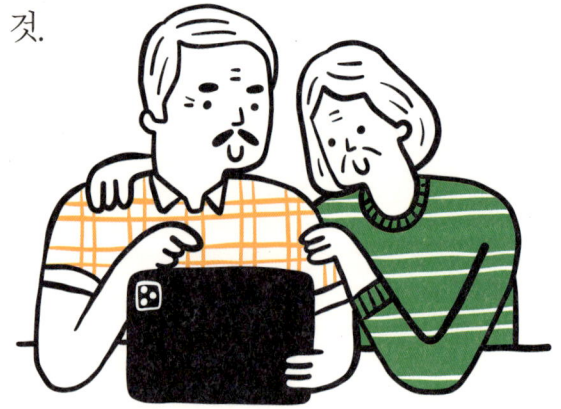

정답은 149쪽

54 재미있게 본 역사 드라마는 무엇인가요?

가로열쇠

3. 남자는 남쪽 지방 사람이 잘나고, 여자는 북쪽 지방 사람이 예쁘다는 속설.

4. 결혼식을 마치고 떠나는 부부만의 여행. 허니문.

5. 법적으로는 혼인과 혈연, 입양 등으로 연결된 관계를 의미하지만 최근에는 의미가 많이 바뀌고 있다.

7. 특정한 성별을 가졌다는 이유만으로 평등한 지위와 권리를 누리지 못하는 것.

8. 일정한 곳에 사는 사람들의 수가 점점 줄어드는 것.

세로열쇠

1. 해방 이후 휴전선을 넘어 북쪽으로 넘어간 작가들을 이르는 말. 시인 백석, 정지용 등.

2. '결혼을 졸업한다'는 뜻으로 법적으로 혼인관계는 유지하지만 서로의 삶을 간섭하지 않고 따로따로 사는 형태.

3. 가수 김수희가 부른 노래로 90년대에 큰 인기를 끌었다. '비 내리는 호남선~'

4. 6세기에 세워졌으며, 당나라와 연합해 고구려와 백제를 멸망시키고 삼국을 통일한 나라.

6. 다리나 발만 따뜻한 물에 담가 피로를 풀고 건강을 유지하기 위해 사용하는 기구. ○탕○.

7. 적도를 기준으로 남쪽 부분을 가르키는 말.

정답은 149쪽

55 간직하고 있는 추억의 물건이 있나요?

가로열쇠

1. 고무로 만들어진 신으로 물이 새지 않고 질기다.
   일제강점기 때 생산되어 큰 인기를 끌었다.
3. 책을 빌려 보거나 공부를 할 수 있는 공간이 있는 곳.
4. '아무 근거 없이 널리 퍼진 소문'이라는 뜻의 사자성어.
6. 다른 나라에서 살기 위해 떠날 때 기술이나 자본을 가지고 가서,
   그 나라에서 살 수 있는 자격을 얻는 것.
8. 풍수지리설에 따라 좋은 집터나 묏자리를
   정하는 사람.

세로열쇠

1. 나이 들면서 특히 조심해야 하는 부위.
   골반과 허벅지 사이에 있으며 골다공증 상태에서 넘어지면 부러지기 쉽다.
2. 제2차 세계대전 후 국제연합의 위임을 받은 나라가
   정치적 혼란이 우려되는 나라에서 위임통치를 하는 것.
   우리나라는 이것을 반대하는 시위를 벌이기도 했다.
3. 우리나라 전설에 등장하는 이야기로, 이 물건을 머리 위에 쓰면
   투명인간이 된다. 동화와 만화로 많이 만들어졌다.
4. 유럽의 정치와 경제를 통합하기 위해 시작된 유럽공동체의 이름.
5. 다른 나라에 주권을 빼앗긴 나라.
7. 지구가 스스로 고정된 축을 중심으로 회전하는 것.

정답은 149쪽

56 노후에 어디에서 살고 싶은가요?

가로열쇠

1. 깨끗하고 순수한 아름다움.

3. 얼굴이나 몸을 보기 좋게 외과적인 방법으로 고치는 것.

5. 지도에서 높이가 같은 지점을 연결한 곡선. 땅의 높이를 한눈에 알 수 있다.

7. 찹쌀을 시루에 쪄서 절구로 찧은 다음 고물을 묻힌 떡.

9. 외국에 머무르면서 우리나라와 그 나라가 좋은 관계를 유지할 수 있도록 힘쓰는 일을 하는 직업. 면책특권이 있다.

10. 음악이나 무용 등 형태를 가지지 않은 문화적 소산 가운데 가치가 높은 것. 예를 들면 강릉 단오제.

세로열쇠

1. 태어나면서부터, 또는 사고 등으로 듣지 못하는 사람.

2. 아름다운 목소리.

4. LED전등을 사용하기 전에 많이 썼던 실내 조명기구. 백열등보다 밝고 수명이 길어 많이 사용했다.

6. 개성에 있는 돌다리. 고려 말 정몽주가 이성계를 문병 가던 중, 이방원이 보낸 사람들에게 철퇴를 맞아 피살된 곳이다.

8. 지금까지 한 번도 있어 본 적 없는 일을 뜻하는 말. ○○○의 사건.

57 당신의 본관은 어디인가요?

가로열쇠

1. 연한 핑크빛.
4. 성과 본관이 모두 같은 것. 이런 경우 2005년까지는 결혼하지 못했다.
6. 삼강오륜 중 하나로, 어른과 아이 사이에는 순서와 질서가 있어야 한다는 뜻.
8. 회사에서 상사에게 결재 등을 올리는 것.
10. 맹인인 아버지의 눈을 뜨게 하기 위해 공양미 삼백 석에 팔려 인당수에 몸을 던지는 효녀의 이야기.
11. 선사시대의 무덤으로 큰 돌 몇 개를 세우고 위에 넓적한 돌을 덮어놓은 것. 우리나라에서는 강화도에서 많이 볼 수 있다.

세로열쇠

2. 제사를 지낼 때 과일을 놓는 순서. 붉은색 과일은 동쪽에, 흰색 과일은 서쪽에 둔다.
3. 사유재산을 바탕으로 이윤을 얻기 위해 생산과 소비가 이루어지는 경제체제.
5. 한바탕 헛된 꿈이나 덧없는 일을 가리키는 사자성어.
7. 누군가에게 무의식 중에 원하는 답변을 하도록 따져 묻는 것.
9. 싸움에서 이겼을 때 울리는 북.

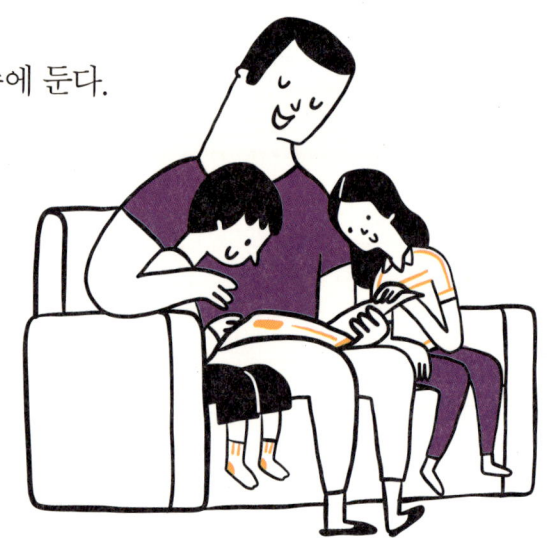

정답은 150쪽

58 키우고 있는 식물이 있나요?

가로열쇠

1. 머지않아 사라질 가능성이 높은 식물을 이르는 말.
   우리나라에서는 각시수련, 검은별고사리, 갯봄맞이꽃 등이 여기에 속한다.
3. 손과 발 등에 피부가 각질화되어 박혀 있는 살.
4. 기타와 비슷하지만 기타보다 작고 4줄의 현이 있는 하와이의 전통악기.
7. Point of Sales의 줄임말로, 매장에 있는 상품 정보와 재고,
   입출고 정보를 한눈에 파악할 수 있는 기기.
9. 과거에 전 세계적으로 크게 인기 있었던 취미 중 하나로
   다양한 우표를 모으는 것.

세로열쇠

1. 균을 없애 보존기간이 긴 우유.
2. 편리하게 사용되는 물기가 있는 휴지.
   이름과 달리 재질이 종이가 아닌 섬유이므로 재활용되지 않는다.
5. 신축성과 보온성이 뛰어난 타이츠(tights) 모양의 바지.
   요가나 조깅, 등산할 때 많이 입는다.
6. 여름철 무더위를 잊을 수 있도록 공포나 무서움을 주는 특별한 방송.
7. 전쟁에서 사로잡은 적.
8. 명절 등에 고향에 내려가기 위해 서울역에서 구입하던 표.

정답은 150쪽

59 오늘 하루 나에게 무언가를 선물해보세요

가로열쇠

1. 돈 대신 물건과 물건을 맞바꾸는 것.
3. 코로나19, 콜레라, 장티푸스처럼 사람 간에, 동물 간에 번지는 병.
5. 세균으로 치아의 표면이 손상되어 구멍이 나는 것.
7. 생텍쥐페리의 작품으로 보아뱀, 바오밥나무, 여우, 장미 등이 등장하는 아름다운 소설.
8. 조선시대에 백성으로 위장해 지방의 민심을 살피고 탐관오리를 잡아내는 임무를 맡은 관직.
9. 물건을 담보로 맡고 돈을 빌려주던 곳.

세로열쇠

1. 통증을 없애기 위해 수술이 아니라 운동, 도수, 열 등의 방법으로 치료를 받는 것.
2. 외국여행을 떠날 때 그 나라의 돈으로 바꾸는 것.
4. 사람이 죽은 다음 생전에 지은 선악을 심판받기 위해 만난다는 왕.
6. 과거에 대표적인 중학교 입학선물로 옥편과 ○○○○이 있었다.
8. 몰래 사람을 죽임. 전지현, 이정재, 하정우 등이 출연했던 영화 제목이기도 하다.

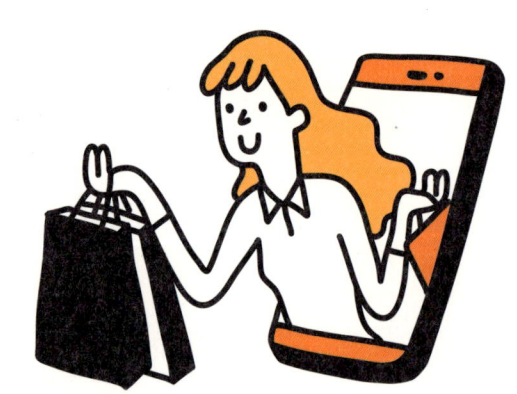

정답은 150쪽

60 가족과 함께 떠나고 싶은 여행지는 어디인가요?

가로열쇠

1. 개발도상국의 생산자에게 정당한 대가를 지불하는 무역의 형태. '착한 소비'라고도 한다.
4. 조선의 개국공신으로, 성리학으로 조선의 기초를 다졌으나 '왕자의 난' 때 이방원에게 죽임을 당했다. 호는 삼봉.
5. 실내의 공기를 맑은 바깥 공기와 바꾸는 기구.
8. 경복궁 앞쪽의 넓은 공간으로 세종대왕 동상과 이순신 장군 동상이 있으며 시민들이 즐길 수 있도록 2022년 8월에 새롭게 개장했다.
9. 임금의 명령.
11. '좋아하는 일을 직업으로 갖는다'는 뜻으로 젊은이들 사이에서 사용하는 말.

세로열쇠

2. 1970년대 국민상비약으로 체하거나 배탈이 났을 때 먹던 검은색 환으로 된 약. 일본에서 개발되었다.
3. 자녀가 부모님에게 보답하기 위해 보내드리는 관광 여행.
6. 바닷바람이 불어오는 강과 바닷물이 만나는 강 하구에서 잡히는 뱀장어.
7. '보고 들은 바가 같다'는 뜻의 사자성어.
10. 병을 잘 고쳐 이름난 의사.

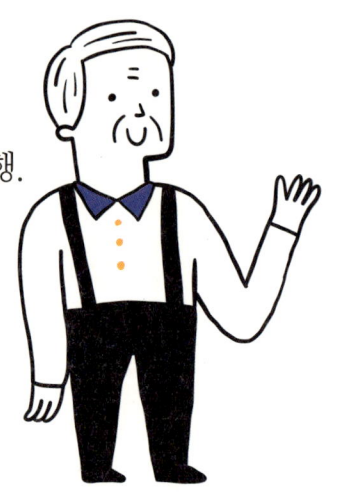

정답은 150쪽

뇌가 젊어지는 **인지력 퀴즈**

첫 단어의 끝말이 다음 단어의 첫 단어가 되도록 이어서 단어들을 적어보세요.

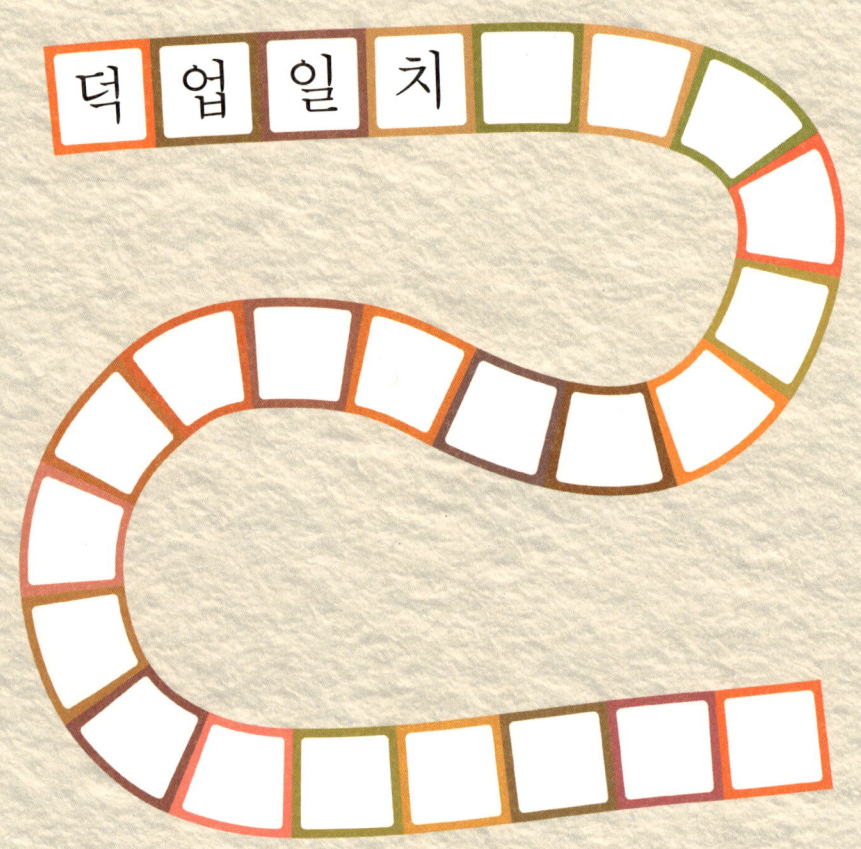

덕업일치

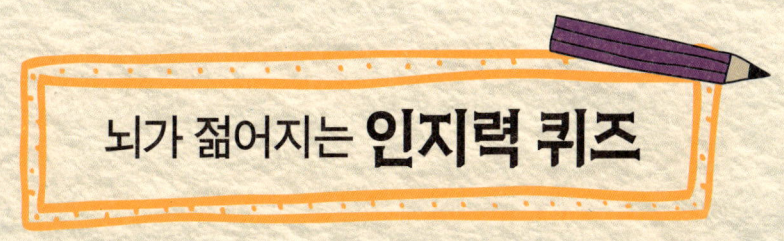

뇌가 젊어지는 **인지력 퀴즈**

가로, 세로, 대각선에 숨어 있는 단어 4개를 찾아보세요.

쓰	혹	김	룻	떵	콕
컬	덤	뽀	소	가	샤
읽	사	얌	족	월	예
탐	둘	짝	꿍	명	돕

정답은 151쪽

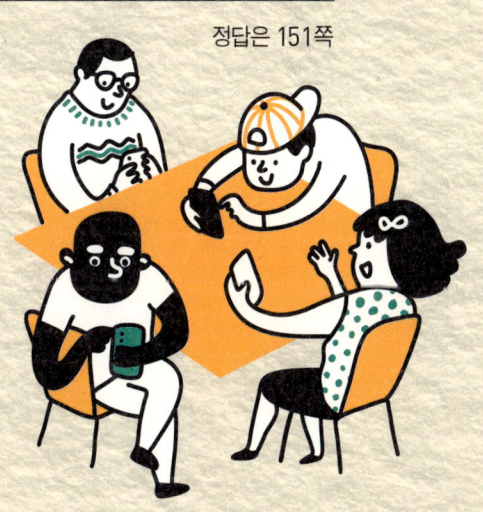

135

뇌가 젊어지는 어휘력 퀴즈 정답

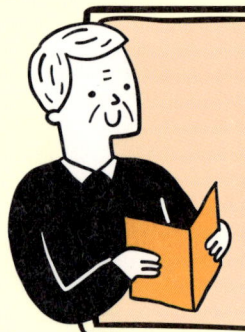
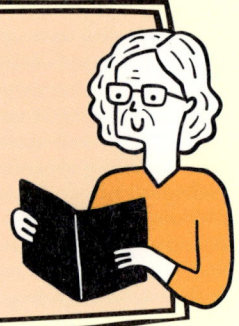

01

			❶위	
	❷백	사	장	
❸앨	범			
		일	❹요	
		❺지	하	철

02

		❶항		
		❷아	저	❸씨
❹미	아	리		앗
지				
❺수	영	장		

03

		❶이		
	❷이	순	신	
❸가	발			
	❹소	❺나	무	
		비		

04

		❶첨		
❷노		성		❸육
❹천	하	대	❺장	군
탕			뇌	
	❻초	가	삼	간

05

		❶노	사	연
		량		
	❷임	진	❸왜	란
❹미	신		가	
			리	

06

		❶일	요	❷일
		본		기
❸고	❹등	어		
	나			
	❺무	릉	도	원

07

❶참				❷봄
❸새	마	❹을	운	동
		지		
	❺종	로		
	부			

08

❶고	❷홍			
	선		❸과	
	❹대	마	도	
❺미	원			
	❻군	신	유	의

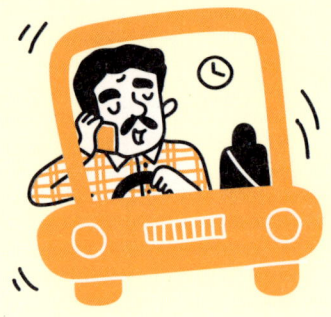

09

		❶석		
❷삼	❸국	유	❹사	
	민		각	
❺정	의		❻지	문
	례		대	

10

	❶성			
	리			❸백
❷대	학	가	❹요	제
나			실	
❺무	청		금	

11

					❶고
	❷염		❸수		사
	❹색	❺동	저	❻고	리
		상		무	
		이		줄	
❼호	접	몽			

12

	❶고	드	름		
	추				
❷늦	잠				❸조
	❹자	장	❺면		삼
		리		도	모
			❻기	숙	사

138

13

				❶영	❷국
		❸고			립
❹전		양			공
❺어	린	이	대	❻공	원
				무	
	❼국	회	의	원	

14

			❶나		
❷남	산	케	이	블	❸카
대					사
❹문	❺방	구			블
	정		❻아	리	랑
	환				카

15

❶우					
❷동	❸태	찌	❹개		
	백		❺구	절	❻판
	산		리		타
❼생	맥	❽주			지
		판			

16

	❶제	주	도		
		망		❷간	
❸치	매		❹호	빵	
	❺가	정	❻교	사	
			무		
			❼실	비	집

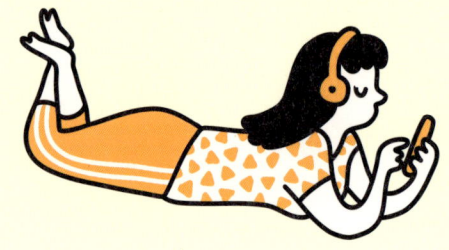

17

		❶기	후	변	화
❷중	학	생			
		❸충	❹청	북	도
			남		
			❺대	❻만	
				추	

18

		❶철	학	❷자	
❸기	독	교		❹비	늘
상					
나				❺창	
❻팔	만	대	장	경	
				궁	

19

❶도	시	락		❷강	황
덕				화	
❸경	부	❹고	속	도	로
		슴			
		❺도	화	지	
		치			

20

❶뉴	턴			❷방	❸학
요					력
❹커	❺피		❻아	이	고
	노		프		사
	키		리		
	❼오	사	카		

21

	❶동				
	그	❷치	아		
	라		와		
❸로	미	❹오	와	줄	리	엣
마		누			
		❺이	❻스	라	엘
			키		

22

		❶탕			
		짬			
❷웃	으	면	❸복	이	와	❹요
			덕		강
		❺다	방		
❻휘	파	람			
		❼쥐	불	놀	이

23

			❶연		
❷헤	르	만	헤	세	
어					
❸디	딜	방	❹아		❺카	풀
자			메		스
이			리		텔
너		❻카	메	라	

24

❶남	한	산	성		
	이				
❷섬	진	❸강			❹대
		❺강	남	❻역		조
		술		❼지	석	영
		래		사	
				지	

141

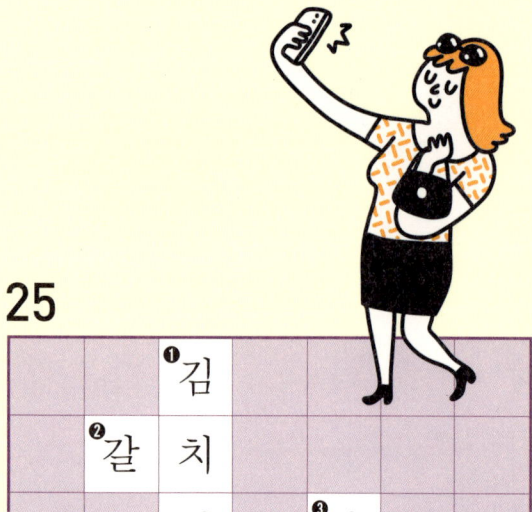

25

		❶김			
	❷갈	치			
		냉		❸이	
		❹장	영	실	
❺장	❻보	고		직	❽사
	름			❼고	상	돈
	달				

26

❶애	드	리	❷브		
			런		
		❸자	갈	치	❹시	장
❺장	승	업			지	
		자			프	
		❻득	❼음		스	
			력		

27

	❶개				
❷수	성				❸삼
원			❹대		국
화			❺청	바	지
❻성	산	일	❼출	봉	
			판		
			❽사	주	팔	자

28

	❶무				
	궁		❷이		
❸가	화	❹만	사	성	
		리		❺계	산	❻기
❼오	일	장	성			승
		성				전
			❽속	전	속	결

29

		❶모	자	이	크	
		나				
❷디	스	코	❸클	럽		❹아
즈			라			모
니			이		❺게	르
랜			맥			파
드		❻스	파	게	티	

30

			❶이			
	❷대	한	항	공		
❸소	한		복			
	제					
	❹국	민	❺연	금		❻돈
			금			보
			❼술	래	잡	기

31

❶동	의	보	감			❷다
물				❸롤		이
❹원	숭	❺이		러		어
		❻미	니	스	커	트
❼주	전	자		케		
왕				이		
❽산	사	태		❾트	위	터

32

❶전	대	미	❷문			
	갈		❸전	과	자	
❹계	좌		성			
		❺인	간	시	장	
❻윤	시	내				
동		❼천	❽마	총		
주			당			

33

	❶천		❷크	로	켓	
	❸둥	굴	레			❹스
			파			포
❺미		❻캐	스	터	❼네	츠
식		시			모	
❽가	자	미				
		❾어	부	지	리	

34

		❶코	코	넛	❷오	일
❸프	랑	스			징	
		모		❹어	죽	
❺크	리	스	마	❻스		
루				❼테	니	❽스
즈		❾호	랑	이		님
				크		

35

	❶초	등	학	교		
	가			❷복	❸숭	아
❹고	집				레	
		❺독	립	신	문	
		거				
❻기	모	노		❼로		
		❽인	스	타	그	램

36

❶별				❷모		
❸헤	밍	❹웨	이	서		
는		딩		❺발	리	슛
밤		드		모		
		❻레	미	제	❼라	블
❽로	맨	스			이	
				❾벌	초	

37

해			퇴		
독	감	주	사		녹
		경		무	두	질
열	대	야			장	
두		독	불	장	군	
제			주		
자		사	내	커	플

38

포	크	송		손	
	로			수	라	상
	스	모	킹	건		사
		오				병
		버	킷	리	스	트
만				어		로
세	종	대	왕			피

39

	실	존	주	의		소
	리					확
	카		수	학	여	행
엥	겔	지	수			
			께		국	기
			끼	니		내
				은	혼	식

40

가			약	육	강	식
십	이	간	지		감	
	산				찬	
포	화	지	방			
	탄		한	용	운	
상	소		용			주
			품	종	개	량

41

	❶다	❷보	탑		
		랏		❸군	
❹별	이	빛	나	는	밤	❺에
똥					디
❻별	❼주	부	전		❽닉	슨
	근				
	❾깨	소	금		

42

			❶참	❷외		
			할		❸조
		❹빨	강	머	리	앤
❺입	❻동			니		롤
	❼지	구	❽본		❾볼	링
	팥		❿인	력	거	
	죽		상		리

43

❶동	남	❷아	시	❸아		
		메		❹가	마	솥
		리		미		
		카				❺경
❻빨	주	노	초	❼파	남	보
래				나		
❽판	문	점		❾마	가	린

44

	❶회	❷전	목	❸마		
		설		❹징	글	벨
	❺주	치	의		가	
	마		고		제	
	간		향		❻트	리	오
	❼산	❽타			
		❾자	급	자	족

45

❶미	생	물		❷헤	겔	
역				드		
❸국	❹민	교	육	헌	장	
	방			터		
❺가	위	눌	림			❻안
	의			❼이	기	심
	❽날	품	팔	이		

46

	❶최	❷고	경	❸영	자	
		추		하		
❹자	❺개	장			❻건	
	굴			❼승	강	기
	개		❽정		보	
❾덩	굴	식	물		조	
			❿화	랑	제	도

47

	❶천		❷부	❸대	찌	❹개
❺달	고	나		원		국
	마			군		공
❻국	비	❼유	학		❽백	신
		전			일	
		❾화	무	십	일	홍
		죄				

48

❶덴			❷깻			
❸마	지	막	잎	새		
크			머			
		❹오	리	❺발		❻맨
		곡		❼효	자	손
❽압	력	밥	솥			체
				❾십	일	조

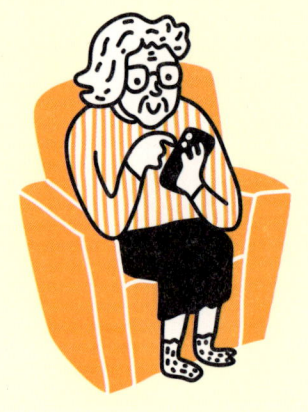

49

❶식	❷모				❸에
	❹순	❺천	만		스
		연			키
	❻구	두	❼쇠		❽빙	모
			말		수
	❾해	물	뚝	배	기
	장				

50

❶플	라	❷스	틱		
		트		❸서	
	❹온	라	인	❺쇼	핑
		이		윈	❻덧
❼케	❽이	크		❾도	가	니
	간			커	
❿각	질		⓫커	플	룩

51

			❶이		❷풍	로
❸단	체	관	광		경	
백			❹수	박	화	❺채
❻질	부					식
		❼플	로	리	다	주
		랭				의
	❽콘	크	리	트		

52

❶드	라	❷이	브			❸제
라		상			❹테	너
이			❺스		슬	
❻클	레	오	파	트	라	
리			르			
닝		❼비	타	민	❽디	
			만		엠	

53

		❶연			❷경
	❸공	중	전	화	복
		무		❹양	궁
❺출	❻산	휴	가	도	
	낙		❼김	소	월
	❽지	렁	❾이	득	
			❿사	도	세	자

54

				❶월	
	❷졸		❸남	남	북	녀
❹신	혼	여	행		작
라			열		❺가	❻족
	❼남	녀	차	별		탕
	반					기
❽인	구	감	소		

55

			❶고	무	❷신
		❸도	서	관		탁
		깨		절		통
❹유	언	비	어			치
럽		감		❺식	
연		❻투	❼자	이	민
합			전		❽지	관

56

❶청	순	❷미			
각		❸성	❹형	수	술
장			광		
애		❺등	고	❻선
❼인	절	❽미		죽
		증		❾외	교	관
❿무	형	유	산		

149

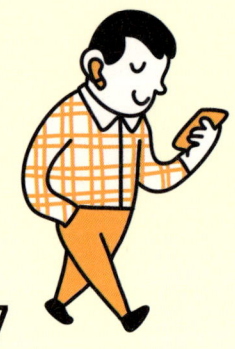

57

	❶연	분	❷홍			❸자
			❹동	성	동	본
❺일			백			주
❻장	유	❼유	서		❽품	의
춘		도		❾승		
몽		❿심	청	전		
		문		⓫고	인	돌

58

❶멸	종	위	기	식	❷물	
균					❸티	눈
❹우	쿨	렐	❺레		슈	
유			깅			❻납
		❼포	스	❽기		량
		로		차		특
				❾우	표	수	집

59

	❶물	물	교	❷환	
	리		❸전	❹염	병
❺충	치			라	
	료	❻영		대	
		❼어	린	왕	자
❽암	행	어	사		
살		❾전	당	포	

60

			❶공	❷정	무	역
		❸효			로	
❹정	도	전		❺환	❻풍	기
	관		❼견		천	
		❽광	화	문	광	장
			일		❾어	❿명
⓫덕	업	일	치			의

150

뇌가 젊어지는 인지력 퀴즈 정답

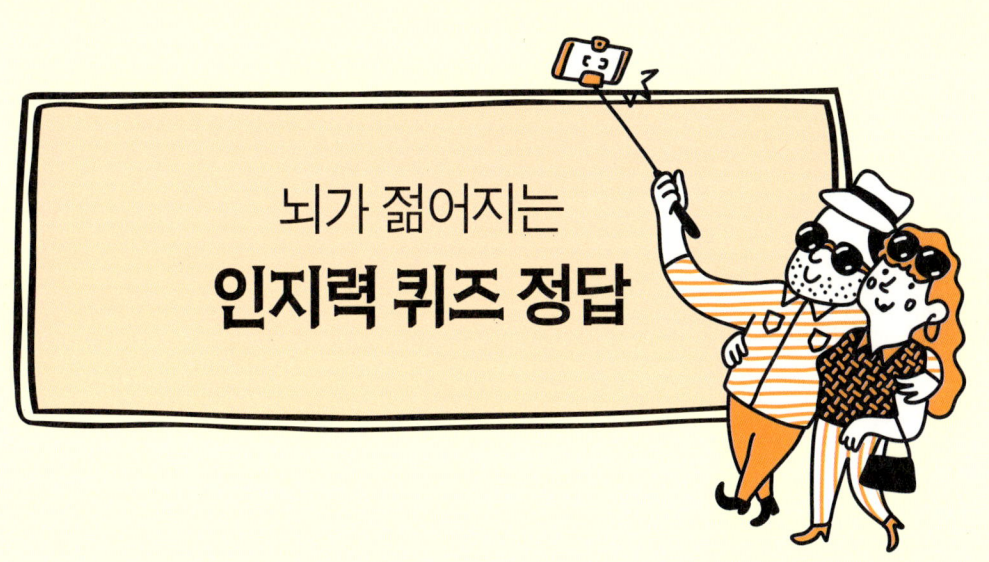

50쪽 | 정답 예

단백질 ➡ 질문 ➡ 문어 ➡ 어머니
➡ 니스 ➡ 스위치 ➡ 치와와
➡ 와플 ➡ 플라스틱 ➡ 틱장애
➡ 애견 ➡ 견사 ➡ 사무실
➡ 실내화 ➡ 화장

51쪽

퀴	롱	섭	소	푸	켓
푼	쪼	힐	홍	득	놔
터	괴	퍽	인	엘	세
맙	담	른	프	원	첵

92쪽 | 정답 예

전당포 ➡ 포장마차 ➡ 차관
➡ 관수로 ➡ 로터리 ➡ 리서치
➡ 치마 ➡ 마가목 ➡ 목각인형
➡ 형질 ➡ 질소 ➡ 소금
➡ 금은보화

93쪽

혼	크	피	곱	창	장
갈	꺼	터	쩐	선	랄
고	뿌	팬	크	짐	앗
리	낵	림	랄	윤	퉁

134쪽 | 정답 예

덕업일치 ➡ 치약 ➡ 약탕기
➡ 기간산업 ➡ 업무 ➡ 무녀도
➡ 도산공원 ➡ 원주율 ➡ 율법
➡ 법구경 ➡ 경상도 ➡ 도시락

135쪽

쓰	흑	김	룻	떵	콕
컬	덤	뽀	소	가	샤
읽	사	얌	족	월	예
탐	둘	짝	꿍	명	돕

151

어른을 위한 취미 교실 - 시니어 퀴즈북
뇌가 젊어지는 어휘력 퀴즈

1판 1쇄 인쇄 2023년 2월 1일
1판 1쇄 발행 2023년 2월 10일

지은이 HRS 학습센터

펴낸이 김은중
편집 허선영 디자인 김순수
펴낸곳 가위바위보
출판 등록 2020년 11월 17일 제 2020-000316호
주소 서울시 마포구 월드컵북로400 5층 8호 (우편번호 03925)
전화 02-3153-1105 팩스 02-6008-5011
전자우편 gbbbooks@naver.com
네이버블로그 gbbbooks 인스타그램 gbbbooks 페이스북 gbbbooks

ISBN 979-11-92156-19-4 14690
ISBN 979-11-92156-18-7 14690(세트)

* 책값은 뒤표지에 있습니다.
* 이 책의 내용을 사용하려면 반드시 저작권자와 출판사의 동의를 얻어야 합니다.
* 잘못된 책은 구입처에서 바꿔 드립니다.

가위바위보 출판사는 나답게 만드는 책, 그리고 다함께 즐기는 책을 만듭니다.